45歳、10カ月で35kgヤセた私の成功法則

西園寺リリカ

講談社

page 2

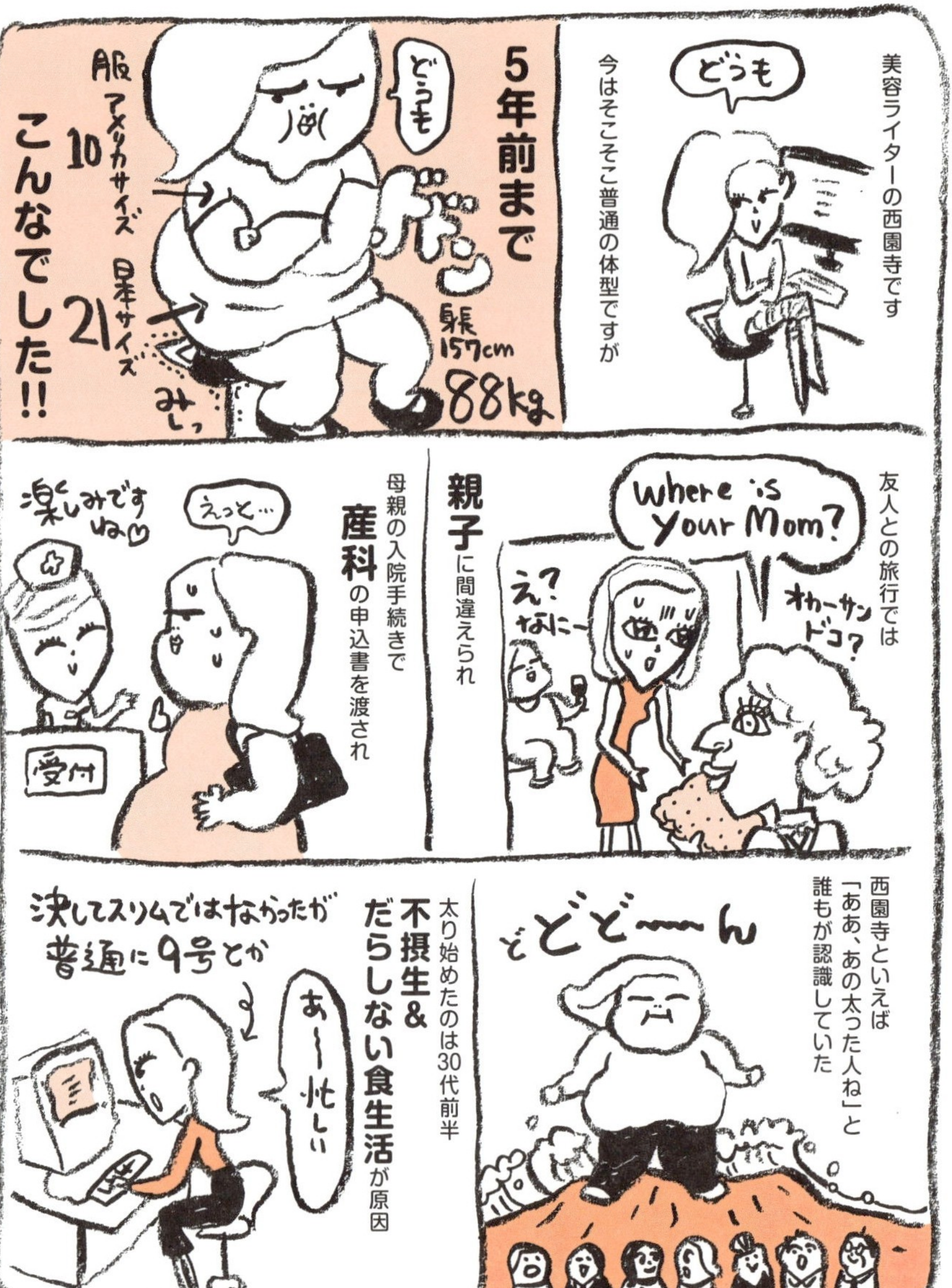
美容ライターの西園寺です
今はそこそこ普通の体型ですが
どうも
5年前まで
どうも
身長157cm
88kg
服 アメリカサイズ 10
日本サイズ 21
みしっ
こんなでした!!
友人との旅行では
Where is Your Mom?
オカーサンドコ?
え? なに~
親子に間違えられ
母親の入院手続きで
産科の申込書を渡され
楽しみですね♡
えっと…
受付
西園寺といえば
「ああ、あの太った人ね」と
誰もが認識していた
どどど~~ん
太り始めたのは30代前半
不摂生&
だらしない食生活が原因
決してスリムではなかったが
普通に9号とか
あ~忙しい

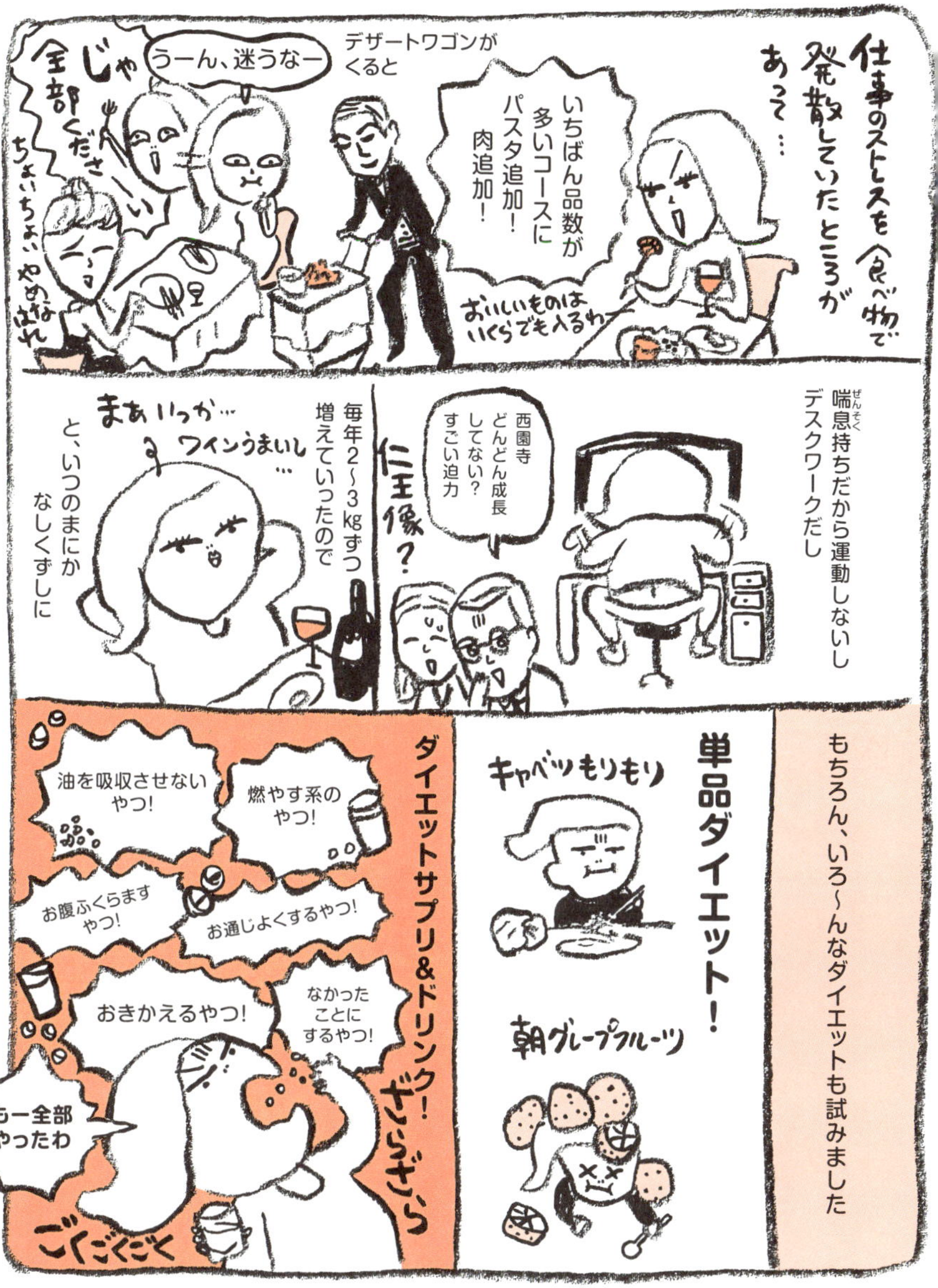

仕事のストレスを食べ物で発散していたところがあって…
おいしいものはいくらでも入るわ
いちばん品数が多いコースにパスタ追加！肉追加！
デザートワゴンがくると
うーん、迷うなー
全部ください
じゃ
ちょいちょい やめなはれ
喘息《ぜんそく》持ちだから運動しないしデスクワークだし
西園寺どんどん成長してない？すごい迫力
仁王像？
毎年2～3kgずつ増えていったので
まあいっか…
ワインうまいし…
と、いつのまにかなしくずしに
もちろん、いろ～んなダイエットも試みました
単品ダイエット！
キャベツもりもり
朝グレープフルーツ
ダイエットサプリ&ドリンク！
油を吸収させないやつ！
燃やす系のやつ！
お腹ふくらますやつ！
お通じよくするやつ！
おきかえるやつ！
なかったことにするやつ！
も一全部やったわ
ざらざら
ごくごくごく

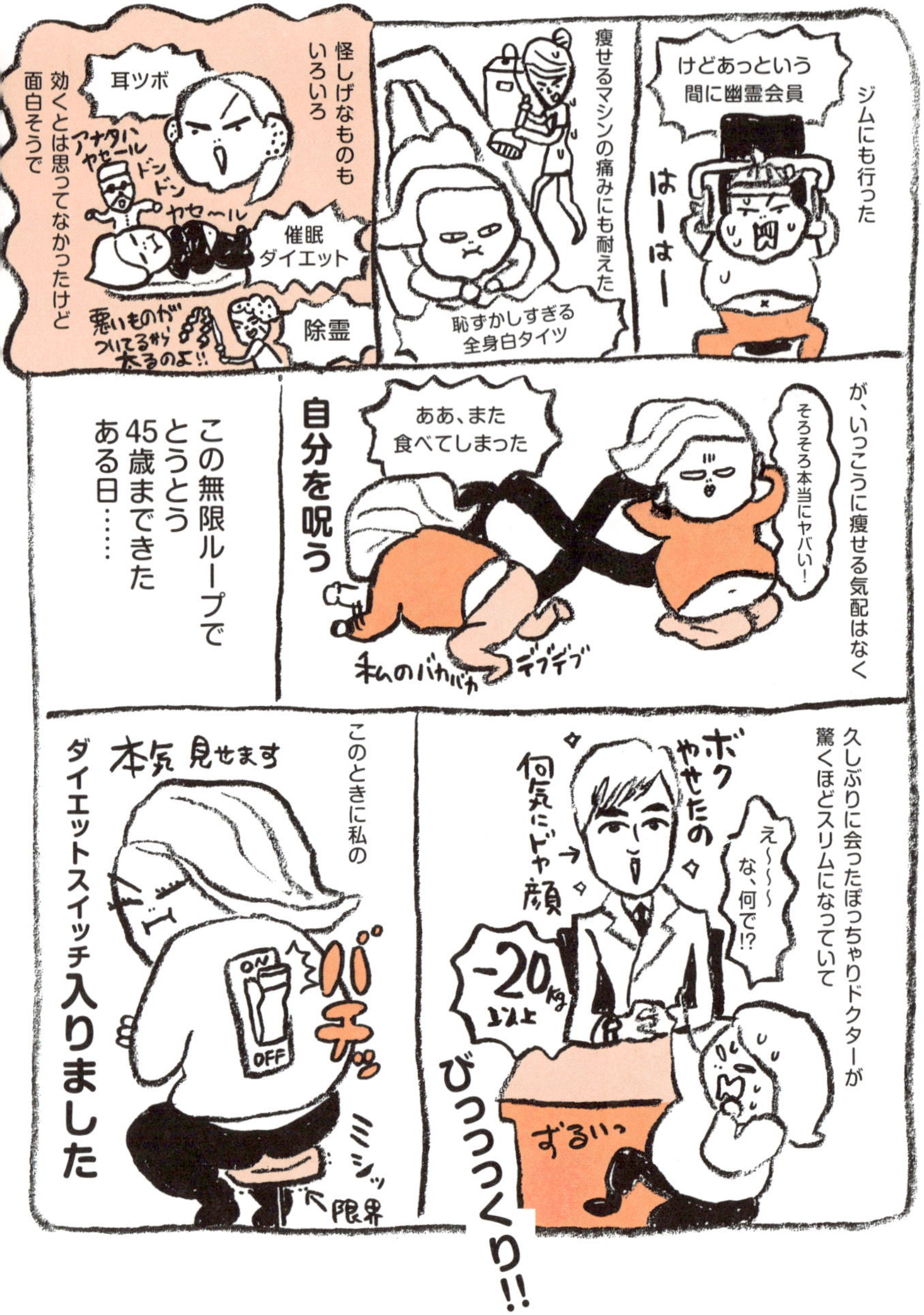
ジムにも行った
けどあっという間に幽霊会員
はーはー
痩せるマシンの痛みにも耐えた
恥ずかしすぎる全身白タイツ
怪しげなものもいろいろ
耳ツボ
アナタハヤセールドンドンヤセ〜ル
催眠ダイエット
悪いものがついてるから太るのよ!!
除霊
効くとは思ってなかったけど面白そうで
が、いっこうに痩せる気配はなく
そろそろ本当にヤバい!
ああ、また食べてしまった
自分を呪う
私のバカバカ
デブデブ
この無限ループでとうとう45歳まできたある日……
久しぶりに会ったぽっちゃりドクターが驚くほどスリムになっていて
え〜〜〜な、何で!?
ボクやせたの
何気にドヤ顔
−20kg以上
ずるいっ
びっっっくり!!
このときに私の
ダイエットスイッチ入りました
本気見せます
ON
OFF
バチッ
ミシッ
限界

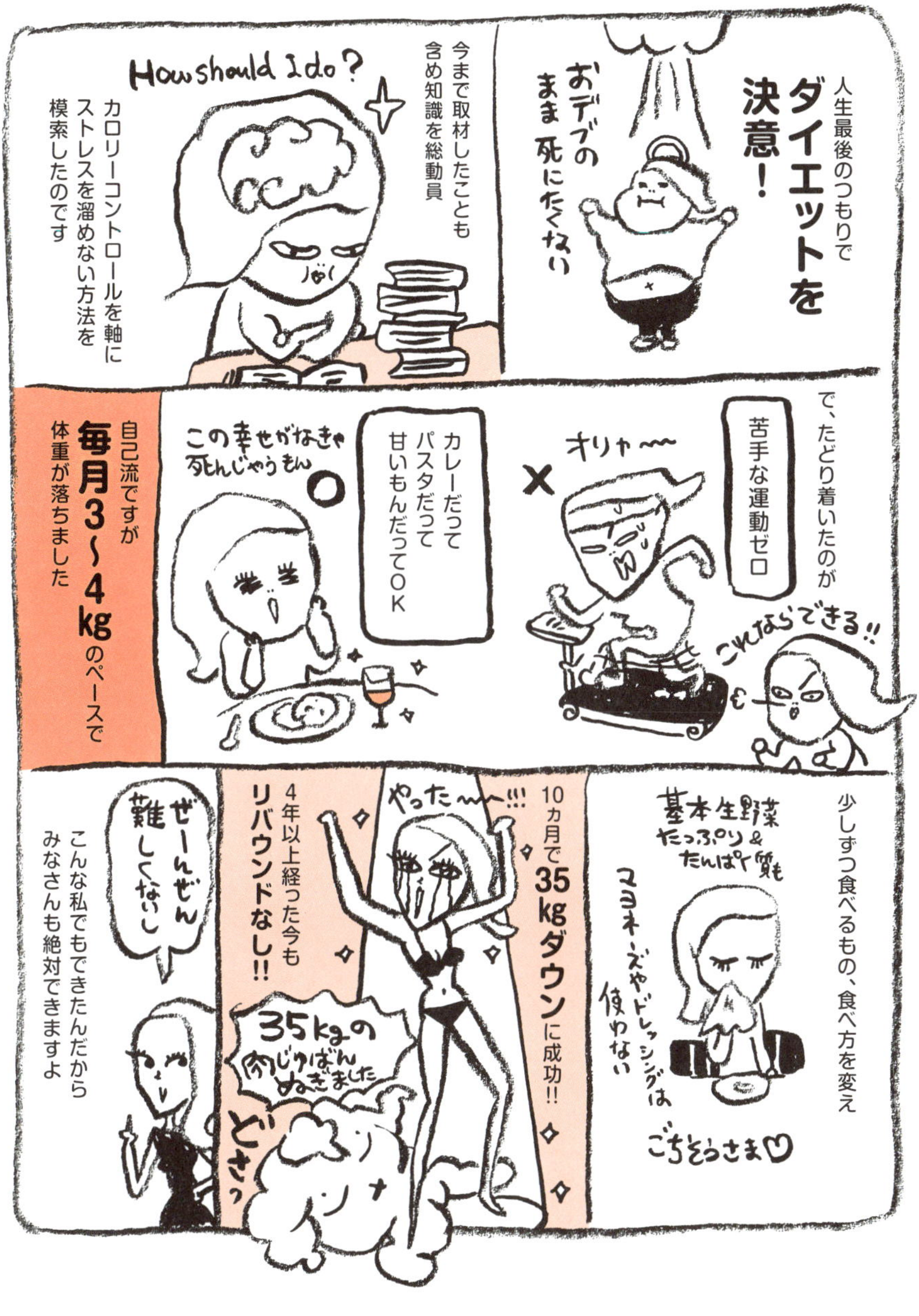
人生最後のつもりで
ダイエットを決意！
おデブのまま死にたくなり
今まで取材したことも含め知識を総動員
How should I do?
カロリーコントロールを軸にストレスを溜めない方法を模索したのです
で、たどり着いたのが
苦手な運動ゼロ
オリャ〜〜
これならできる!!
×
カレーだってパスタだって甘いもんだってOK
この幸せがなきゃ死んじゃうもん
自己流ですが毎月3〜4kgのペースで体重が落ちました
少しずつ食べるもの、食べ方を変え
基本生野菜たっぷり＆たんぱく質も
マヨネーズやドレッシングは使わない
ごちそうさま♡
10ヵ月で35kgダウンに成功!!
やった〜〜!!!
4年以上経った今もリバウンドなし!!
35kgの肉じゅばんぬぎました
どさっ
ぜーんぜん難しくないし
こんな私でもできたんだからみなさんも絶対できますよ

はじめに　～運動ゼロ！　45歳、10ヵ月で35kg痩せました～

30代前半からブクブク太り始め、40代半ばには90kg近くまで体重があった私。友人と海外旅行に行けば親子に間違えられるオバハン体型で、年齢的にもここまでくると一生痩せられない気がしていました。美容ライターという仕事柄、数多のダイエット法にも巡り合い、それなりに痩せる努力（抵抗？）はしてきたのですが……ものぐさ&自堕落ゆえ、何をやっても中途半端で結果が出るには至らずじまい。

それが一転、10ヵ月でマイナス35kgのダイエットに成功。小学5年生の女の子の平均体重が約34kgだそうなので、ほぼ子ども1人分を身に纏っていたとは我ながらすごいです、ひえ～（笑）。

その数字もショッキングと驚かれますが、ほとんどの人は5年近く経った今も「リバウンドしないでキープしてることのほうがすごい！」といってくれます。でも、私自身は「ものすごくがんばった」「しんどかった」という記憶はほとんどありません。ダイエット生活にバタバタしたのは最初の10日間くらいで、あとはスル〜ッと。自分でも不思議なくらい、順調に体重が落ちてくれたのです。

といっても私のダイエットは、新しい食事法でもなく、画期的な運動法でもありません。これまで取材や体験をする中で生き残ったもの、かつ自分ができそうな理論や方法だけイイトコ取りした完全なる自己流です。

でも、おそらく、みなさんも気づいているのでは？「これさえ食べれば痩せる食べ物」なんてこの世にはないし、決まり事がたくさんあるダイエットは面倒で続かない。糖質制限は効くかもしれないけれど、やっぱり炭水化物や甘いものはやめられないし、運動ギライが慣れない運動を続けるのもただツライだけ。私もそんなダイエットを繰り返して、イヤというほどそのことが身にしみました。

ようするに、ひたすらがまんをし続けるダイエットや、長年染みついた生活習慣を百八十度方向転換するようなダイエットは現実的ではなく、結果、ちっとも痩せられない！

だったら、今のままの生活をできるだけ変えずに痩せられる方法はないの？と考えてみたのです。

そして、ダイエットの専門家たちの取材を通して私なりに気づいたこと。それは「痩せるメカニズムはシンプル」ということと「やっぱり今の食事を変えないとダメ」ということでした。

簡単にいってしまうと、スタンダードかつ王道な方法ではありますが、ダイエットの原点であるカロリーコントロールに立ち返り、ストレスにならない食べ方を工夫しながら、少しずつステップアップして食習慣を変えたのが私のダイエット法です。

他のダイエットは向き不向きがあったりするけれど、長いダイエッター歴を通して実感したのは、カロリー論だけは裏切らない！　ということ。

それに、できたてホヤホヤのプリッとした若い頃の脂肪とは違って、ン十年もしがみついて化石化した頑固な脂肪は小手先のダイエットでは落ちない、と思い知った私にとっては〝もうこれしかない〟という「リーサル・ウェポン」的最終手段だったのです。ちと大げさですね（笑）。

というわけで私の基本ルールは「一日のカロリー摂取量を決める」というたったひ

とつだけ！

甘いものや炭水化物を食べながら、お酒も飲みながら、外食も楽しみながら、食べる時間が遅くなっても気にせず、でも、運動しないことだけにはこだわって痩せました。

５kg以上痩せたい人。何をしても痩せられない人。若い頃より代謝が落ちて、自分でも「マズいな」と思っているうちにどんどん体重が増えてしまった――そんな人にこそ向いている、大人のためのとても現実的なダイエット法です。

この本では私自身のダイエットを振り返り、成功体験からわかった食事の実践法やストレスを溜めないコツなどをまとめました。医師や専門家とはまったく違う視点ですが、でも、経験したからこそ見えた〝ダイエットの盲点〟がたくさんありました。

「こんなダイエットがあってもいい！」――そんなふうにひとつでもヤセたいみなさんにササるものがあれば、これほど嬉しいことはありません。

目次

第1章
ダイエットの反常識!?　西園寺式のセオリーQ&A

page 11

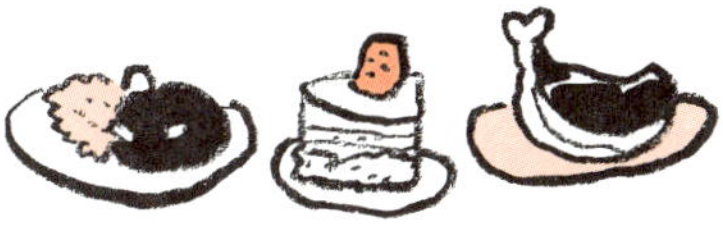

第2章 この2つを制すればダイエットは90%成功する!

「ダイエットスイッチ」&「カロリーコントロール」

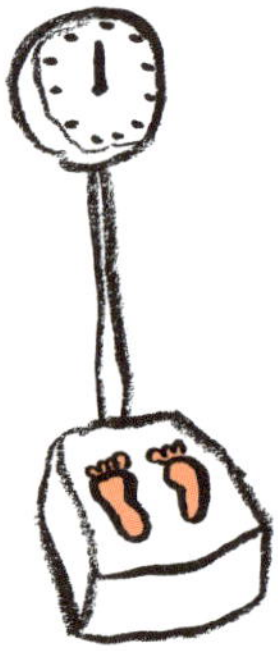

第3章 カロリー制限からリバウンドしない食べ方に変わるまで
～西園寺的ダイエット実践編～

第4章 -35kg達成した後もキープできてるワケ

～ダイエットのその後～

第1章

ダイエットの反常識!?
西園寺式のセオリーQ＆A

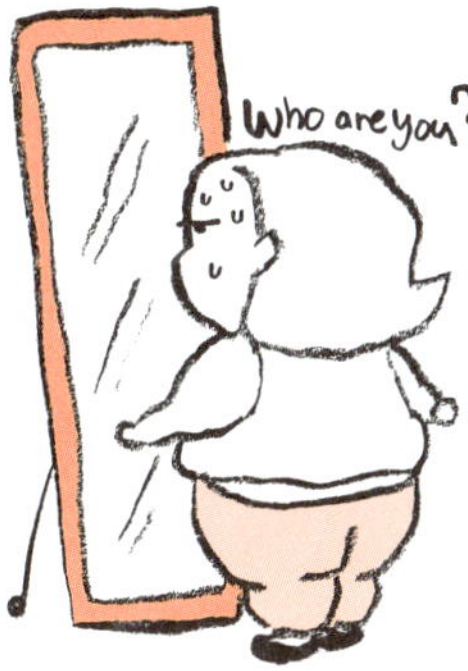

Q 思い立ったらすぐ始めたほうがいいですよね？

A ダイエットスイッチがガッチリ入るまで待たないと失敗します！

「明日からちゃんとダイエットするから、今日は食べちゃえ」自分に言い訳するときのダイエットあるあるですが、私自身、ちゃんと守れたためしがありません（笑）。思い立ったが吉日！　とすぐにダイエットを始めたはずなのに、結局、翌日もその翌日もズルズル食べちゃって、ダイエットが続かない。それどころかいつまで経ってもスタートすらできなくて、そのうちうやむやに……。

経験からいうと、こういう気持ちがゆるゆるの〝なんとなくダイエット気分〟でスタートするのが一番ダメ！　そもそも自分自身が〝成功すると信じてない〟ので、すぐに元の木阿弥。ラクなほうに流されて、あっという間にリバウンドするのがオチです。

そう、本気で痩せるにはまず、「猛烈に痩せたい切羽詰まった欲求」を高めること、すなわち、テコでも動かないような強力なダイエットスイッチを入れることが必要不可欠なんです！　長いダイエットの道中、迷わずゴールにたどり着くためにも「絶対に痩せる！」というモチベーションてヤツが、要所要所で道しるべになります。

痩せたいのに痩せられない人は、状況や気持ちひとつで簡単にスイッチをONにしたりOFFにしたりできちゃう曖昧な状態。だからそのうち痩せる目的がわからなくなって、どんなに努力をしても空回りして悲しい徒労に終わってしまうパターンに陥るのです。「失敗は成功のもと」っていうけれど、ダイエットにおいての失敗は後悔やあきらめの気持ちをふくらませるだけで、精神的にもよろしくありません。

ダイエットには、その人の「タイミング」というのがあるので、思い立ったからとりあえず始めるよりも、むしろ、機が熟してダイエットスイッチがガッチリ入るまで待つほうが得策ですよ！

Q そもそも、どうやったら瘦せますか？

A その質問をしているうちは瘦せられない可能性が大です！

「どうやったら瘦せるか？」。これって具体的なアドバイスを求めるというよりは、挨拶代わりの口グセみたいなニュアンスのほうが強いですよね。私自身、かつては会う人会う人によくこういう質問の仕方をしていました。

キツイことや努力は嫌だけど、どうにか一発逆転できる突破口はないものかな～と、ダイエットのヒントだけは欲しい。そのくせ、「私にはできなさそう」とやる前から試合放棄したりして。頭を使うことすら省エネしようとしてました（笑）。

でも、そもそもダイエットは人がやっているのをそっくり真似してもあまり意味がないんです。なぜならご存じのように、太ってしまった理由や瘦せられない理由は十人十色だから。

たとえば、子どもの頃から太っている人と、数ヵ月で急激に体重が増えた人では太り方も脂肪のつき方も違いますよね。肉が好きなのか、炭水化物が好きなのか、食べる量が多いのか、ドカ食いするのが原因なのか、甘いものやお菓子をやめられなくて太っているのか、といった食事の好みの違いもあります。仕事や子育てで忙しいなど生活のリズムによって現実的にできること、できないこともあるし、何kg痩せたいのかによっても自分に合うダイエットは人それぞれで変わってきます。つまり、どうやったら痩せられるかなんて、ひと言で片付くものではなく、最終的には自分の頭で考えて工夫するしかないんですよね。

なので、こういう漠然とした質問をしているうちは、まだダイエットする機が熟していない証拠。スイッチが入る可能性は低い、ともいえます。

とはいえ、ダイエットスイッチが入ると、必要な情報だけを取捨選択するようになるのもまた事実。質問がもっと具体的になり、人の意見もちゃんと有効活用できるようになるんです。

Q くじけないために、まわりの皆にダイエット宣言します！

A ダイエット宣言は誰の得にもなりません

ついやってしまいがちなのが「ダイエットしている努力をまわりにわかってもらおうとする」こと。でも、これって逆効果です。

「食べそうになったら止めてね」とか「むやみに食べ物をすすめないでね」といったサインの意味も込められていると思うのですが――聞かされた相手は、口出しするのも気が引けるし、遊びに誘うのも一緒に食事をするのにも気を遣います。

宣言した手前、ダイエットに失敗したら自分も恥ずかしい思いをするので、誰のメリットにもならないんです。

友だちとごはんを食べていて、油ものや甘いものを避けたいと思ったら、「今日のお腹にはヘビーだからいらないわ」。もしくは「違うものが食べたい」といえばそれですむ話ですよね。もちろんまわりの人はそのうちダイエットしてることに気づくかもしれませんが、「ダイエットしてるの？」と聞かれたら「まあ、ほんのちょっとね」と軽く受け流してしまえばいいんです。

というより「外食では何でも好きなものを食べる！」というのが私の成功法則のひとつでもあったので、会食でがまんする必要なんてないんですが、その話は後ほど。

理想はダイエットしていることに気づかれず、〝見た目で痩せたと気づかせる〟こと。知らないうちに痩せてた！　となると、相手もこちらの本気度がわかって協力的になってくれるものです。

私自身も「どうやって痩せたのか詳しく教えて！」と、ごはんに誘われることが増えました（笑）。そうなったらこっちのペース。食べたいもの、食べられないものも堂々といえるようになります。

Q ダイエットは一に努力二に努力ですよね!?

A 必要なのは、努力じゃなくて「慣れ」です

「さあ、ダイエットしよう！」とスイッチが入ったのはいいけれど、急に運動を始めてみたり、グッズを買い込んだりと慣れないことをスタートするのは禁物。

そうやってやる気満々で意気込めば意気込むほど、成功する確率はかなり低くなります。

なぜなら「努力」や「意志」は長続きしないから。

というより、大人のダイエットは根性や気合でするものじゃなく、〝体を慣らしていく〟作業の繰り返しだと思うのです。適切な食事量で満足できるように体を慣らす。お菓子や甘いものをたくさん食べなくてすむように体を慣らす——。

それには普段はダイエットしていることを「意識しすぎない」ことが大事なんです。

ダイエット宣言然《しか》り、自分やまわりがダイエットしていることを意識しすぎてしまうと、逆にそれがプレッシャーになって、焦りから暴飲暴食に走ってしまったり、何も食べなかったりするような極端なことをしてしまいがち。

だから、「ダイエットをしている」じゃなくて、「体をベストな状態に調整しているの」くらいに思うのがちょうどいい。

食べすぎた日があっても笑ってごまかす、くらいの余裕があるほうが冷静に自分の体を観察できるようになるものですよ。

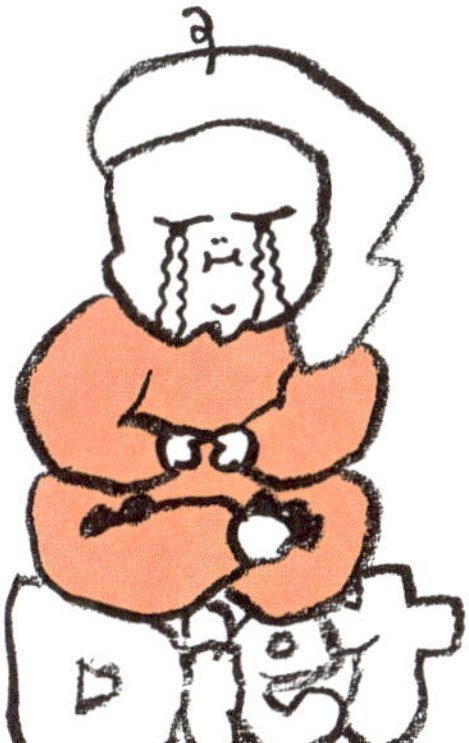

Q 一番やめるべきなのは、やっぱり甘いもの？

A お菓子もジャンクフードもやめる必要はまったくありません！

「甘いものはどうやったらやめられるの？」

これはダイエットをしているほとんどの女性が悩んでいるようで、実際、よく聞かれるのですが、私は「やめる必要なんて全然ないよ！」と答えます。

なぜなら、そこまで悩むほど食べたいものをがまんするほうがよほど精神的によくないと思うから。

食は習慣なので、子どもの頃からの食事の仕方とか、家庭や仕事の都合など、生活するうえでのいろんな要素が絡んで今の食べ方を形作っているわけです。長い間、ずっと好きで食べてきたものをいきなりやめるのはストレスを招くだけ。

以前、ある女優さんが「太りやすいからいつも甘いものをがまんしているんだけど、たまに食欲が爆発して、ケーキを一気に1ホール食べちゃうの」と話していたのですが、そのほうがよほど体に悪いと思いませんかね?

だったら毎日ケーキを1個ずつ食べるほうが食べ方としても健全だし、気持ちもラクになると思うのです。

運動もまた同じ。嫌いな運動でストレスが溜まり、そのぶんたくさん食べてしまうなら、むしろ運動なんて一切しなきゃいい、というのが私の持論です。

そう、見なくてはいけないダイエットの本当の敵は、甘いものでもジャンクフードでもなく、ストレス!

ダイエット中はつねに食べ物のことで頭がいっぱいになるので、ストレスのはけ口として食べ物に走ってしまうのは当たり前だし、好きなものをがまんして眠れなくなったりするほうが被害は拡大。

逆にいえばストレスにならない食べ方さえ見つかれば、ダイエットなんて簡単なんです!

Q 瘦せるためには、運動って必要ですよね？

A 太っている人は運動しないほうがむしろ瘦せられます！

ダイエットしようと思うと、ランニングやエクササイズを始める人は多いですよね。有酸素運動や筋トレは、健康維持や筋力低下を防ぐ意味でとても大事だと私も思います。

でも、〝瘦せる〟という視点でいうと、運動は必ずしも効果的でないとするドクターや専門家の意見も多いのです。

女性に多い皮下脂肪は運動では落ちにくく、基礎代謝が上がるほどの筋肉をつけるにはボディビルダー並みのトレーニングが必要です。

それに、慣れない運動をすることはストレスになるし、「運動で消費するからいいよね」と食べる口実を作ってしまいます。私のようにたくさん体重がある人が急に運動を始めると、膝や股関節、足首などを痛めることがあり、それをきっかけに挫折してしまうことも。

また、過去のダイエットの失敗からいえることですが、筋肉がつくと当然、体重が増えます。体重が増えることで焦って食事を必要以上に抜いたりして、結果、食事のリズムが狂い、リバウンドするきっかけになりやすいのです。

運動をしなくても、今まで通りの活動をしていれば日常生活に必要な筋肉まで落ちることはないので、運動はダイエットの〝セットメニュー〟のように考えなくてよいのです。

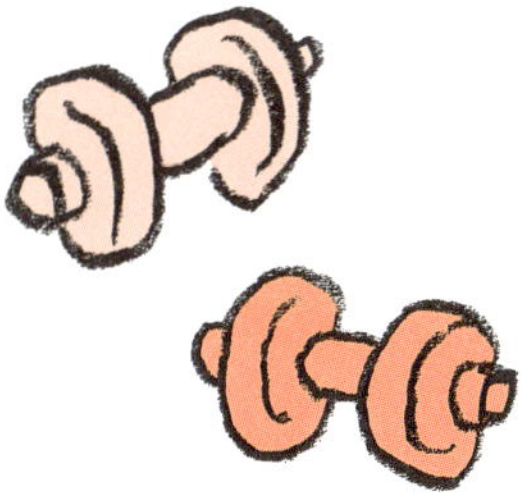

Q 「○ヵ月で○kg」と目標を決めるべき?

A 具体的な数字は持たないほうが成功しやすい

ダイエットには、「3ヵ月で5kg痩せる」みたいな具体的な目標がつきものですよね。目指す数字がはっきりするとやる気が湧いてくるし、達成感があればモチベーションが上がりそうだし……。

でも、あくまでそれは「成功すれば」というのが大前提の話。なので、私は目指すゴールをはっきり定めないことを最初に決めました。

理由は〝ノルマ〟はストレス以外の何ものでもないから。

特に私の場合は多くの体重を落とす必要があったため、年単位の長い道のりになるかも、と覚悟していましたし、もし、ノルマを達成できなかった場合、がっかりしたり、あきらめの気持ちからリバウンドする可能性が高い、と思ったからです。

だから、目標を持ったとしても「こういうワンピースが着られるくらいほっそりしたい」とか「1年くらいで痩せられればいいや」くらいにざっくり思う程度で、期限や体重の具体的な数字は決めないほうがいいのです。

といってもあくまでこれはダイエットをストレスにしないための〝意識〟の話で、実際には私も短期間で体重を落とすことができたので、ゴールを決めないほうが結果としてダイエットの近道になる、というお話。

ダイエットにおいては、こういう自分との〝心理戦〟がボディブローのようにじわじわ効いてくるんです。

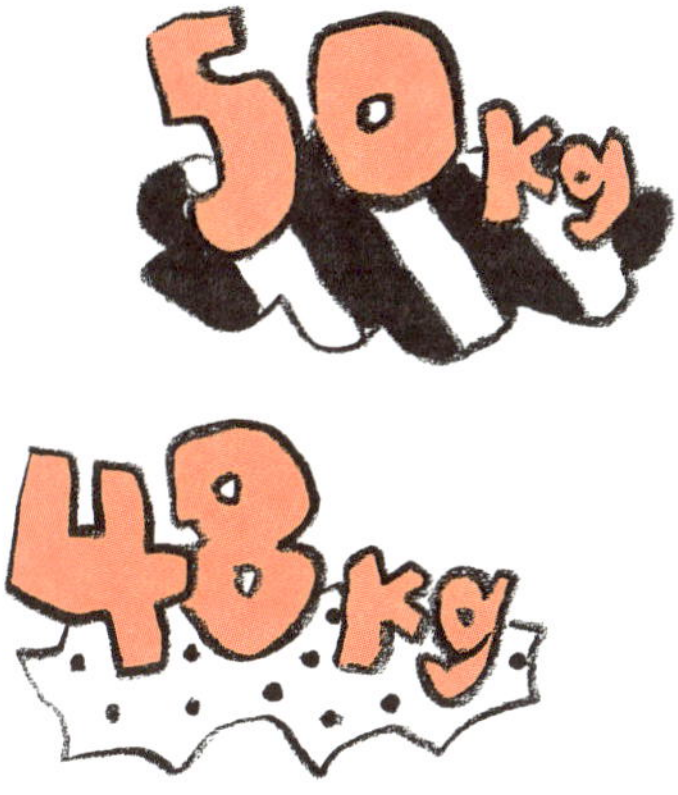

Q ダイエット中、もちろん外食はNGですよね？

A いいえ、外食は「ダイエットの美容液」です

ダイエットの大敵といわれるのが夜の外食ですよね。私自身、雑誌の企画で「外食で太らない食べ方」みたいな記事を何度も書いてきました。

でも、むしろ外食は楽しむことだけ考えればいいんです。

実際、私はダイエット中に週1回は外食の予定を入れ、思う存分、肉でも甘いものでも好きなものをフルコースでガッツリ食べ、大好きなワインもたっぷり飲んでいました。せっかくの美味しいレストランでカロリーや糖分を気にしながら食べるなんてもったいなさすぎる！

そのかわり、「仕事帰りの晩ごはん」みたいなダラダラと目的のない外食にはでき

るだけ行かない。美味しい店をちゃんと事前に予約して楽しいイベントにするようにしていました。たいして行きたくないお店でちょこちょこ散財するよりも、そのぶん、とびきり美味しいものにお金を使うほうがいい、という意味もあります（笑）。

こういう〝解放日〟を設けてあげることは、ストレスを溜めないための作戦だったのですが、外食はそれ以外にも、ダイエットを効率のよいものにしてくれました。

一時、少し体重が落ちなくなったときのこと。忙しくて外食がご無沙汰だったときに高級焼き肉店に誘われ、久しぶりにちゃんとしたお肉をしこたま食べたのですが、翌朝体重を計ってみたら2kgも一気に落ちていたことがありました。

そのとき「お肉はやっぱり痩せるんだ！」ということが改めてわかり、そこから減量に弾みがついたのです。たまたまこのときは焼き肉でしたが、外食のいいところは、「普段は積極的に食べないものを食べる」こと。新しい食材や味に出会うことで「自分に合う」食べ物や食べ方に気づくことができるので、外食はまさしくダイエット中の心と体の〝美容液〟なんです！

Q 流行りの痩せそうな食べ物に つい手が出てしまいます！

A それ、本当に一生続けられるなら やってください

たとえば、えのき氷、ってみなさん覚えていますか？　お懐かしい〜（笑）。

数年前にテレビなどで取り上げられて流行ったダイエット法で、えのきに含まれる成分に油の吸収を抑えたり、脂肪を燃焼させる効果があるとのことで、えのきをペースト状にして氷を作るのがちょっとしたブームになりました。

本当に女性はこういうのが大好きですよね。でも、こういう単品ダイエットってやっぱり一時の熱で終わるのが常。りんご、バナナ、キャベツ、グレープフルーツ、コーヒー……いったいいくつ種類があるんですかね？（笑）

確かにお手軽そうだし、「これで痩せられるならラッキー！」と思って、飛びつい

てしまう気持ちは私も経験してきたのでよ～くわかります。

でも、根本的な解決にならないのがわかっているのなら、大人はそろそろ、単品ダイエットから卒業するべきだと思うのです。

私が思うにダイエットは〝ベスト体重をキープし続ける〟ことが本当の意味での成功なので、ダイエットが終わっても続けられるものを見つけることがリバウンドを繰り返さない秘訣。

ココナッツオイル祭り、コンブチャ祭り、チアシード祭り。流行のものを試すことは新しい発見があっていいこともありますが、「一生、これを食べ続けられる？」「本当に効いてる？」ということをいつも自分の体に問いかけてみてください。

Q やっぱり糖質は控えたほうがいいですよね？

A 経験上、糖質制限はほどほどにしたほうがよさそうです

糖質制限ダイエットはすっかり定着して、ほとんどの方がご存じですよね。炭水化物や砂糖を控える、という方法は手っ取り早く、確実に痩せられる……私自身もそう思っているひとりです。

事実、ダイエットの後半に糖質制限を取り入れたところ、面白いように痩せました。ここ10年くらいのダイエットとしては理論的にも正しいだろうし、結果もちゃんとついてくる。でも――。

いろいろ自分の体で試してわかったことは、「ほどほどにしたほうがいいかも」ということでした。

炭水化物や甘いものをがまんするのがストレスになるから、ということよりも、体に影響が出ることがありそうだからです。

エネルギーを作るのに効率のよい糖質を減らすと、体は脂肪からエネルギーを作り出すしかないわけですが、専門家に聞くと、これが体にとってはものすごく負担になるといいます。

私自身、ダイエットが終わってからギリギリまで糖質を抜くような生活をしていたら、疲れやすく、冷えがひどくなったことも事実ですし、ケガが治りにくくなったとか、糖質制限をきっかけにうつになる人が増えている、という話も聞きました。

糖質制限との因果関係が証明されているわけではないですが、そもそも本来、糖質制限は糖尿病の治療として導入されたもの。健康な人がダイエットに活用するのはいいとしても、何事も「過ぎたるはなお及ばざるがごとし」ということじゃないでしょうか？

Q 高額なダイエット指導を受ければ確実に痩せますか？

A お金や他人まかせのダイエットはリバウンドしやすい！

スポーツクラブに入会したり、ダイエットサプリやグッズを購入したり――以前は私も早く結果を出したくて、トータルでン百万円という結構なお金をつぎ込んできました。

もちろん、体への意識が変わるきっかけになったりするし、ずっと続けられるのであればそれもアリ！　でも、サプリはあくまで栄養補助食品なので、どのくらいダイエットのサポートになっていたのか、私はついにわからなかったというのが正直なところ。ダイエット指導にしても、運動から栄養管理まで面倒をみてくれるのはありがたいけれど、ダイエットが終わったその先も、嫌いな運動に励み、肉は鶏のささみだけ、みたいなストイックな食事を続けられる自信が私にはない（笑）。

リバウンドしないための最終到達点は「太らない食事や習慣を身につけること」なので、やはりお金や他人の力に頼るダイエットは経済的にも時間的にも限界があります。〝短期集中型〟で取り入れてもやめた途端に元通りになる確率が高いので、むしろお金がもったいない、という気さえするのです。

だから私は「自分でできることしかやらない」派。

自分の力で地道にコツコツ身につけた習慣は、呼吸するのと同じくらい無意識にできるようになるので、リバウンドしないのです。

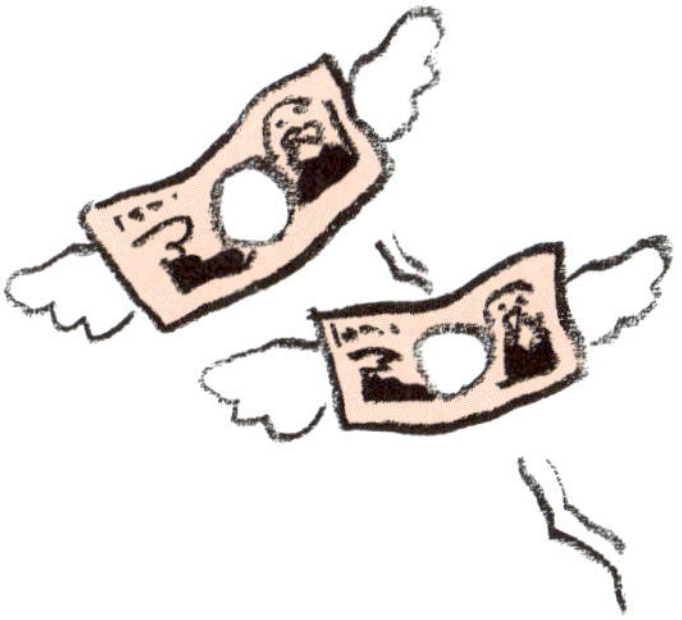

Q お腹だけでも引っ込めたいので、揉み出しや腹筋をしています！

A ５kg以上痩せたい人に、部分痩せは効果的じゃありません！

「あと３㎝だけウエストをくびれさせたい！」みたいなスタイルアップを目指す人なら部分痩せは効果的なのかもしれません。

でも、５kg以上体重を落としたいような人が部分痩せを目指してもほとんどが失敗で終わるか、成功してもすぐリバウンドする可能性が大です。

私もかつては「せめていちばんお肉がついてるお腹だけでも引っ込めよう」と、腹筋をしたり、ねじり運動をしたり、揉み出しをしたり。でも、長年蓄積した脂肪は頑固にへばりついていて、すべてはムダな抵抗でした（笑）。

そう、お肉がたっぷりついている場所が見た目に痩せたと実感できるのは〝最後の最後〟です。

体の脂肪はたとえるなら「エネルギーの備蓄倉庫」。保管しやすい広いスペースから備蓄品をどんどん詰めていくので、多くの荷物を取り出すには時間がかかってしまう。特にお腹まわりには皮膚の広がりをせき止める〝壁〟になる骨がなく、備蓄品である脂肪を溜め込むスペースが広いので、一朝一夕では簡単に片付かないのです。

また、あるスポーツトレーナーの方に聞いた話によると、お腹やお尻、二の腕などに脂肪がつくのは、筋肉が少ないという以前に、普段の姿勢や歩き方や動きが大きく関係しているといいます。太っている人は全身の脂肪がじゃまをして姿勢も動きも悪くなるので、体重や脂肪を全体的に落として体の動きをスムーズにしてから、筋肉の弱い部分を鍛えたほうが効率よく部分痩せできるのです。

ちなみに医学的にも部分痩せは不可能という意見が多数。ある特定の部位だけ鍛えても、他に脂肪がついていれば狙った脂肪だけピンポイントに落とすことはできません。部分痩せは鍛えた周辺のむくみが取れたり、リフトアップする効果しか望めない、という説もあるので、やるとしても後回しでいいんです。

Q 栄養のバランスを考えて健康的にダイエットすべきですよね？

A 最初は痩せることに集中。健康はあとからついてきます

「食べて健康的にきれいに痩せる」というのが今やダイエットの考え方の主流ですよね。確かに正しいし、私もできるなら理想的だな、と思います。

でも、最初からそれができる人は相当な努力家。長年ダイエットをしてきた経験からいうと、実際は2つを同時進行するのはヒジョ〜に難しい。特に私のように体重を大きく減らしたい場合は、食事量にブレーキをかけないといけないわけですが、体にいい食材だの栄養バランスだの、と考え出すと頭が混乱してしまうのです。

「良質の油は積極的に摂りましょう」「でも揚げ物は悪い油だし、カロリーが高いからダメ」「野菜も肉も海藻もしっかり摂って」「ただし肉の脂身はカロリー過多になる

から注意」「カロリーだけでなく、糖質にも気をつけて」

なにを食べたらいいのか、もうわけがわかりません（笑）。

健康的な食事をする習慣がないから太ってしまったのに、いきなり毎日バランスのよい食事に切り替えて、かつカロリーを減らして体重もちゃんと落とす、なんていう高等なテクニックは使えません。

むしろ、思うように痩せられなくて「やっぱり運動しないとダメかな」と余計なことを考えたり、「油を替えれば揚げ物もヘルシーになるよね」なんて自分に都合のいいように解釈してちっともダイエットが進まない、という負の連鎖に……。

だから私はまずは体重を落とすことだけに集中しました。実際、体重が減っただけで体や肌の調子もよくなったし、体脂肪もちゃんと減っていきました。もちろん、普通に生活していて筋肉が減ってふらつく、なんてこともありませんでしたよ（笑）。

年齢的にも、ただ太っているだけで生活習慣病のリスクが高まるのだから私のように太っている人は痩せることが最優先。「健康的できれいな体」は、その後で目指しても決して遅くないのです。

Q カロリー制限はしたくない！ご飯を少し減らすだけじゃダメ？

A 結果が見えにくい方法は、挫折につながります！

カロリー制限で過去にダイエットに失敗したという話はよく聞きます。だから、カロリー制限はしたくない！　という人はとても多いですよね。

そういう私もかつてはカロリー制限から逃れる手はないものか？　とそればかり探しまくっていました。

確かに「きっちりカロリー制限しなくても、少～しずつご飯を減らしたりすれば無理なく痩せるんじゃないの？」と思いますよね。でも、一日ご飯1杯分約150kcalを減らしたとしても、たった1kg痩せるまでに1ヵ月半以上もかかってしまいます。

こういう、いつ痩せるかわからない曖昧すぎる方法は、結果が見えにくいのでモチベーションはダダ下がり。しかも、ちょっとしたアクシデント（松茸ご飯が出てきたり（笑）、嬉しいものも含めて）が起きるとすぐ振り出しに戻りやすいので、そうなるとダイエットのスイッチまでリセットしてしまうキケンがあるのです。

だから、カロリー制限も並行して行い、体重は目に見える形で着実に落としたほうがいい、というのが私の持論。

食生活を変えるには時間もかかるし、健康になったかどうかもわかりにくいけれど、「ちゃんと体重が減っている」という結果を積み重ねることは、ダイエットに自信をつける意味でもすごく重要です。

特にトータル10kg以上体重を落としたいような人は、ダイエット初期にあまりゆっくりペースだと、痩せるまでに時間がかかり、気持ちがジリジリしてストレスのほうが強くなります。

最近は体にいい油をたくさん摂ろう！　みたいな風潮もあって、「カロリーは考えるな」という専門家も増えていますが、カロリー制限はダイエットの王道にして唯一、裏切らない方法なんです！

Q 今日は食事量を半分にしたので、明日はその分食べていいですよね？

A ダイエットは繰り越し貯金はできません

カロリー制限すると「今日はカロリーを控えたから、明日は決めたカロリーより多く食べていいよね」と考えがちですよね。

でも、そういう〝繰り越し貯金〟〝プラマイゼロ〟発想は捨てましょう！

ズルズルとカロリーオーバーの日が増えて、いつの間にか貯金がマイナスになって挫折するのが目に見えるし、〝寝溜め〟をするとかえって体がしんどくなるのと同じで、カロリー摂取量が日によって大きく違うと、ダイエットのリズムが崩れるからです。

たとえば、一日１２００kcalと決めた人が、昨日は５００kcal、今日は１９００kcalみたいな食べ方をすると確かに計算上はプラマイゼロに見えますし、たまにならこういうことがあっても全然問題ありません。

でも、こういうパターンを日常的に繰り返すようになると１９００kcalのほうに体は照準を合わせて慣れていくので、実際はプラマイゼロにはならないのです。

つまり、いつまで経っても少ないカロリー、少ない食事量に体が慣れないので、かえって空腹感が増し、結果、ドカ食いしたりしてダイエットが進みません。

特にダイエット初期は「自分はこのくらいの食事量で平気なのよ」と繰り返し体に覚えさせることが必須。なので、カロリーを控えたからといって、それを取り戻そうとか貯金して後で使おうなんて発想はやめ、そのぶん痩せられたと思うほうがメリットは大きいのです。

Q 夕食を少なく抑えているのに全然痩せられません！

A 夕食を控えるとかえって食欲が増し、ムダ食いにつながります

代謝が上がる朝と昼の食事はしっかり摂って、夜を少なめにする、というのがダイエットの常識の食べ方といわれていますよね。

夜は寝るだけなのでエネルギーを使わないから、という理由によるものですが、でも、今までいろいろやってきた経験から、夕食の割合を少なくするとダイエットは失敗しやすい！　ということを実感しています。

まず、夜の食事を控えると朝食までの時間が長いので空腹感が増し、寝る前にお菓子を食べちゃう、みたいなことにつながりやすいのです。それに、夕食は日中の忙しさから解放されてゆっくり食事を味わえるごほうび的なリラックスタイム。家族や友

人との大事なコミュニケーションの場でもあるから、そこに満足感がないのは大きなストレスになるんです。

夜の食事が少ないと必然的に朝食をたくさん食べてしまうのもよくない気が。私の場合は、朝食をガッツリ食べてしまうと消化にエネルギーを使うせいか、午前中から眠くなったり、だるく感じたりして集中力がなくなることがたびたびありました。その結果、仕事がはかどらず夜遅くまでパソコンの前に張り付いていたりして生活や体のリズムが乱れ、睡眠不足や便秘がちに。日中の集中力がなくなると、気分転換にお菓子ばかり食べたりしていて、結局、ムダ食いしてしまったのです。

ちなみに「夕食を夜8時までに終える」「夜遅い時間の食事はダメ」みたいな時間縛りのルールもよくありません。忙しいと時間通りに食事を摂れないことが多いので現実的ではないし、夜遅い時間に食べても一食は一食。カロリーは同じです。私も時間は一切気にせず食べていましたが、ちゃんと痩せられました。

夕食を少なめにしたほうが確かにダイエット効率はよいのかもしれませんが、がまんやつらさになってしまうのなら元も子もありません。

Q 魚や玄米中心のヘルシーな食事に変えたのに痩せません！

A 好きなものを食べないとストレス太りしてしまいますよ

一般的なよくあるダイエット指導は、カロリーの高い油もののおかずを魚に替えて、野菜を増やして、白米は雑穀に替えて、というふうにヘルシーにすれば量もしっかり食べられますよ、という理論が多い。確かにその通りだし、低カロリーのものばかり食べていればいずれは痩せます。

でも問題は、じゃあ、カツ丼が食べたいときに焼き魚でがまんできるのか？　ってことなんです！　それができないから太っちゃったのに、かわりに量でがまんしろっていわれている感じ？　こういう食の好みにそぐわない急激な方向転換は、執着心にも近い、好きなものへの欲求をさらにあおるだけなんです。そこんとこ、おデブの習性をわかっちゃないよな〜、といつも思ってしまう（もちろん、正しいことをいっているので指導する人に罪はないです）。

私も数日は魚ばかりで平気だったけど、ますます肉への渇望心が高まるだけで、結局ドカ食い。しかも、量をたくさん食べるという有り難くない習慣だけが残って大きくリバウンド。つまり、お腹はふくれても、心が満たされないダイエットって、続かないんですよね。しかも、「ヘルシーなものを食べているから平気」という幻想から、かえってお菓子をたくさん食べるようになったりして。

もちろん、すぐにヘルシーな食事に切り替えられるのならベストだろうけど、好きなものを食べちゃダメ、という前提のダイエットは相当なストレスになります。

慣れないもの、食欲をそそらないものを食べて痩せたとしてもダイエットが終わった途端に食生活は逆戻り。食事はある程度時間をかけて少しずつ軌道修正していかないと、すぐに化けの皮がはがれてしまいますよ！（笑）

Column 1

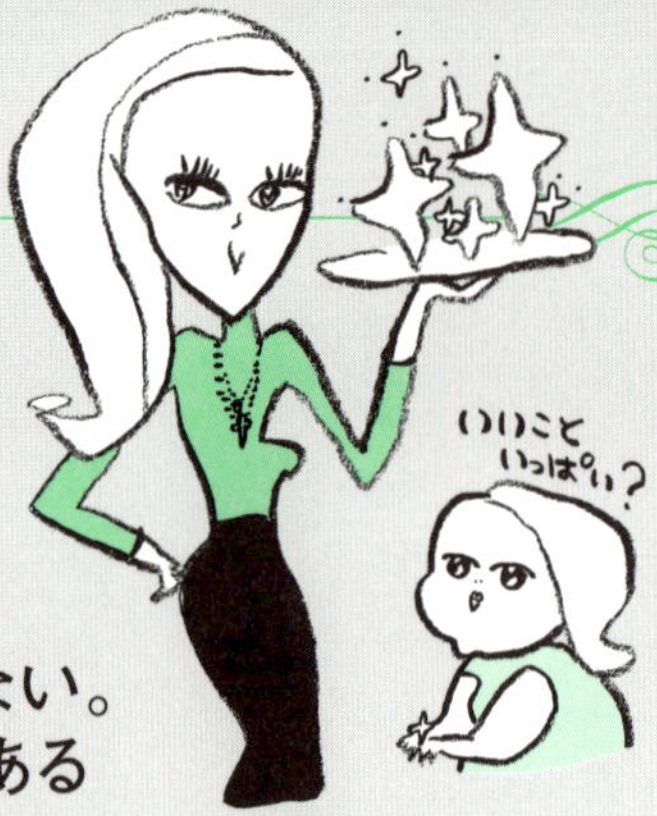

痩せても人生は変わらない。でも、いいことは確かにある

「人生変わったでしょう？」と、痩せてからよくいわれました。痩せてきれいになったらおしゃれも楽しいし、男性の態度も違うし、明るくポジティブになって人間関係もうまくいく……みたいに想像する人が多いのでしょう。まあ、若い人ならいざ知らず、大人は痩せても人生バラ色みたいな激的変化が起きることはめったにありません。いや、そういう方もいらっしゃると思うけど、少なくとも私にはない（笑）。

でも、それでも痩せるといいことは健康面以外にたくさんありました。私の仕事は美人にインタビューすることも多いわけですが、太っていた頃、ある女優さんにスタイルキープの秘訣や美の習慣を取材したときのこと。その方に「ああ、あなた自身は興味ないわよね」と冗談みたいにいわれたことがありました。その場はどっと笑いが起きて、スマートなフォローもしてくれましたが、でも、それって本音。

だらしなく太った私を見て「この人、ちゃんと書いてくれるのかしら？」と不安に思ったはずですよね。ダイエットテーマの取材ともなると、相手の方がものすごく言葉を選んでいて「私が太っていることで気を遣わせてしまってる！」と感じる場面もたびたびありました。やっぱり人が判断するポイントは〝見た目100％〟だと思うのです。

痩せてからというもの、仕事の場面でそういう恥ずかしい思いをしなくてすむようになったし、「やればできる子だったんだね」「見直した」と褒められたり、興味を持たれたりすることが実際多くなりました。

ある著名な美容ジャーナリストの方が、「太っていることがダメなんじゃない。痩せたいのにいつまでも痩せられないことがダメなのよ」とおっしゃってましたが、まさしくその通り。ちゃんと痩せるって信頼にもつながるんだな、と痛感したのでした。

第2章

「ダイエットスイッチ」&「カロリーコントロール」

この2つを制すれば ダイエットは 90%成功する!

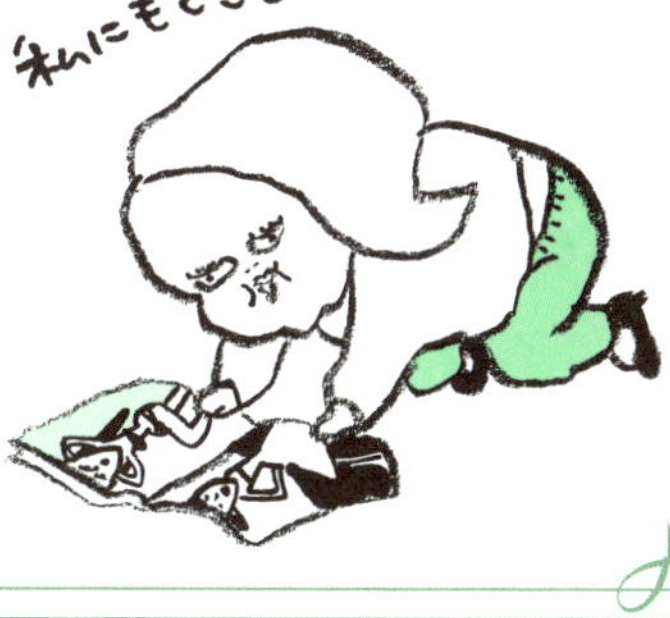

ダイエットスイッチとは?

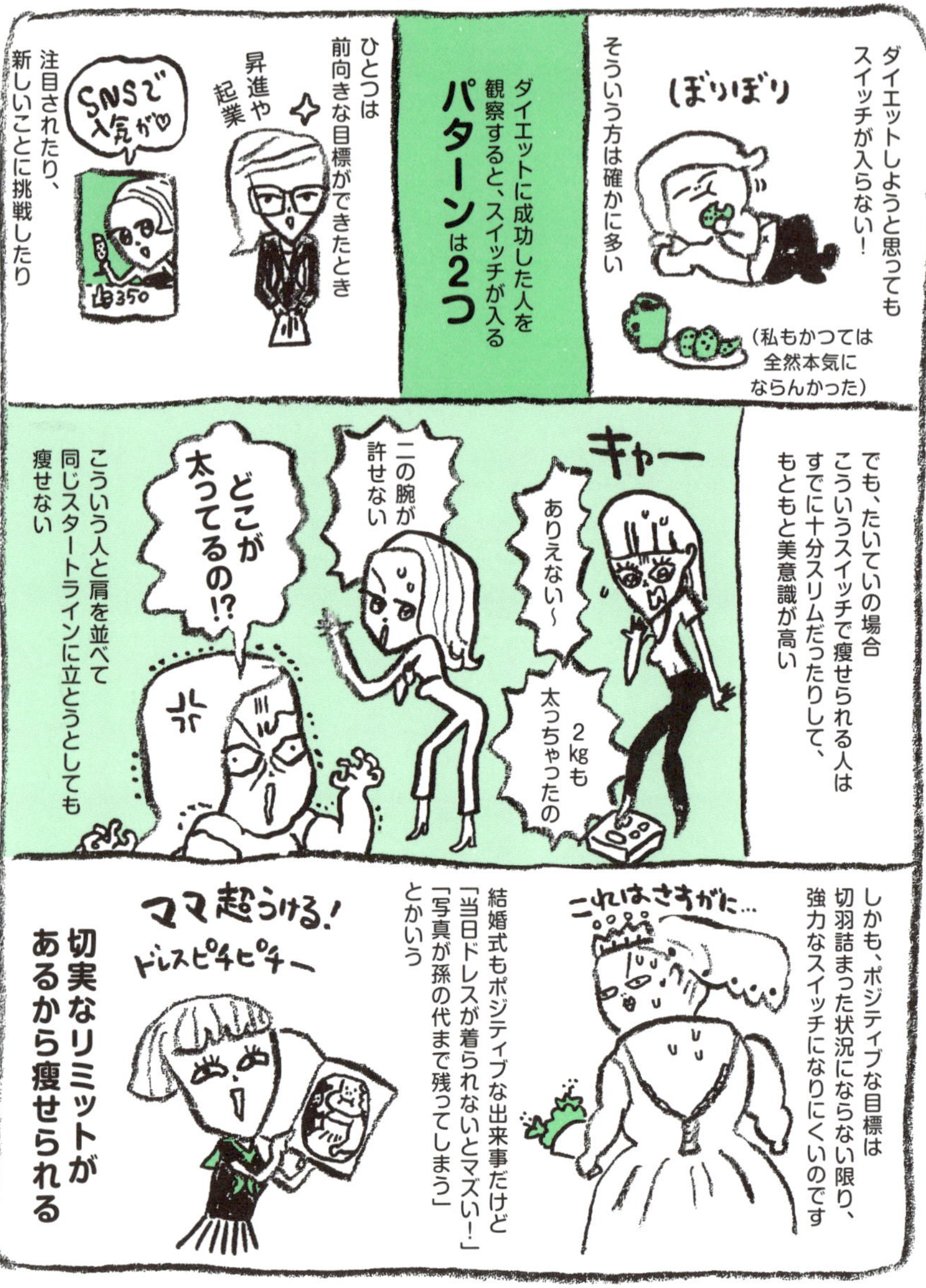
ダイエットしようと思ってもスイッチが入らない!
ぼりぼり
そういう方は確かに多い
(私もかつては全然本気にならんかった)
ダイエットに成功した人を観察すると、スイッチが入るパターンは2つ
ひとつは前向きな目標ができたとき
昇進や起業
SNSで人気が♡
350
注目されたり、新しいことに挑戦したり
でも、たいていの場合こういうスイッチで痩せられる人はすでに十分スリムだったりして、もともと美意識が高い
キャー
ありえない〜
2kgも太っちゃったの
二の腕が許せない
どこが太ってるの!?
こういう人と肩を並べて同じスタートラインに立とうとしても痩せない
しかも、ポジティブな目標は切羽詰まった状況にならない限り、強力なスイッチになりにくいのです
これはさすがに…
結婚式もポジティブな出来事だけど「当日ドレスが着られないとマズい!」「写真が孫の代まで残ってしまう」とかいう
ママ超うける!
ドレスピチピチー
切実なリミットがあるから痩せられる

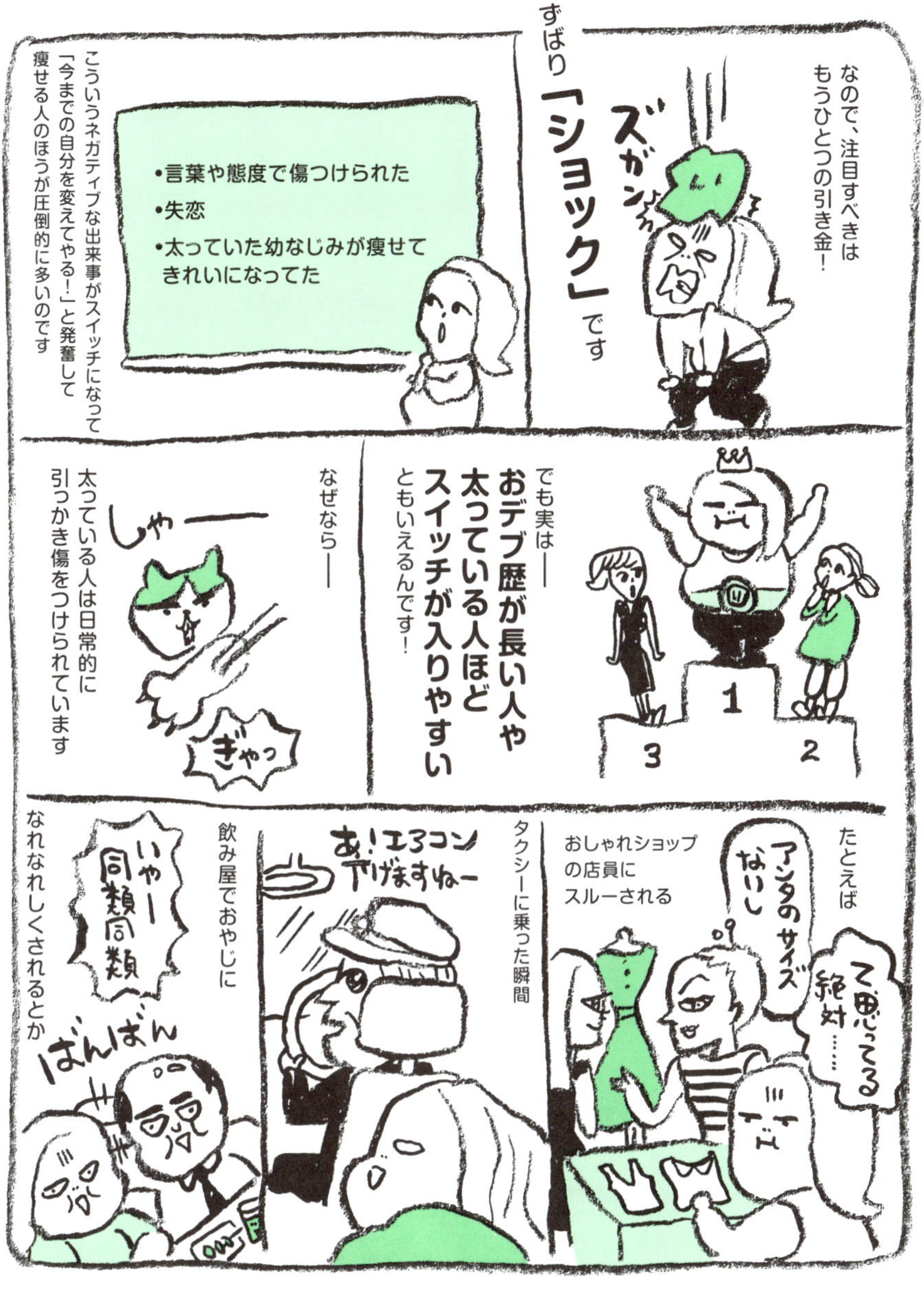
なので、注目すべきは
もうひとつの引き金！
ズガン
ずばり「ショック」です
こういうネガティブな出来事がスイッチになって
「今までの自分を変えてやる！」と発奮して
痩せる人のほうが圧倒的に多いのです
•言葉や態度で傷つけられた
•失恋
•太っていた幼なじみが痩せてきれいになってた
でも実は──
おデブ歴が長い人や
太っている人ほど
スイッチが入りやすい
ともいえるんです！
1
2
3
なぜなら──
しゃーー
ぎゃっ
太っている人は日常的に
引っかき傷をつけられています
たとえば
おしゃれショップ
の店員に
スルーされる
アンタのサイズ
ないし
て思ってる
絶対……
タクシーに乗った瞬間
あ！エアコン
さげますねー
飲み屋でおやじに
いやー
同類同類
ばんばん
なれなれしくされるとか

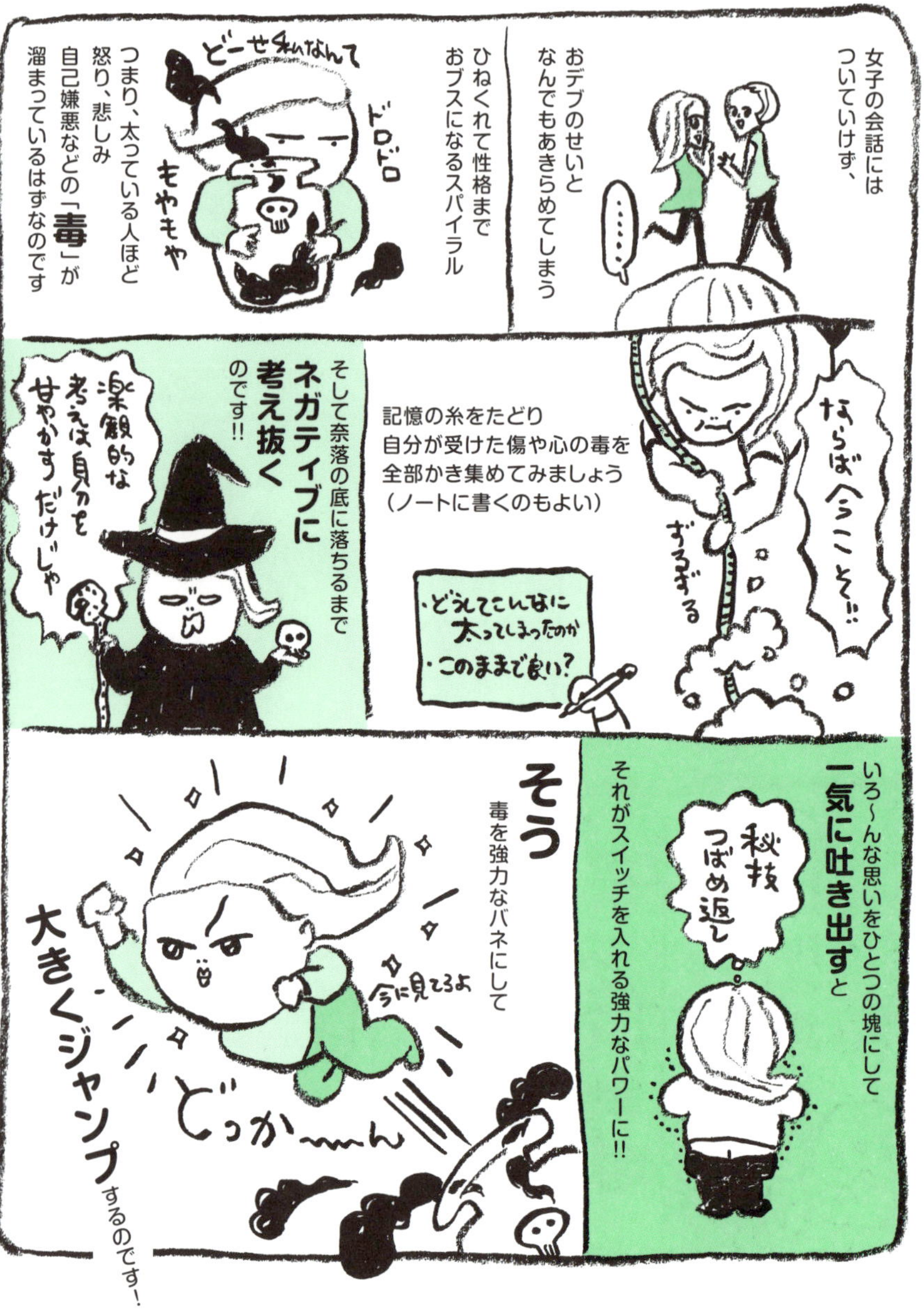
女子の会話にはついていけず、
おデブのせいとなんでもあきらめてしまう
……
ひねくれて性格までおブスになるスパイラル
どーせ私なんて
ドロドロ
もやもや
つまり、太っている人ほど怒り、悲しみ自己嫌悪などの「毒」が溜まっているはずなのです
ならば今こそ!!
ずるずる
記憶の糸をたどり自分が受けた傷や心の毒を全部かき集めてみましょう（ノートに書くのもよい）
・どうしてこんなに太ってしまったのか
・このままで良い？
そして奈落の底に落ちるまでネガティブに考え抜くのです!!
楽観的な考えは自分を甘やかすだけじゃ
いろ～んな思いをひとつの塊にして一気に吐き出すと
秘技つばめ返し
それがスイッチを入れる強力なパワーに!!
そう
毒を強力なバネにして
今に見てろよ
どっか～～ん
大きくジャンプするのです！

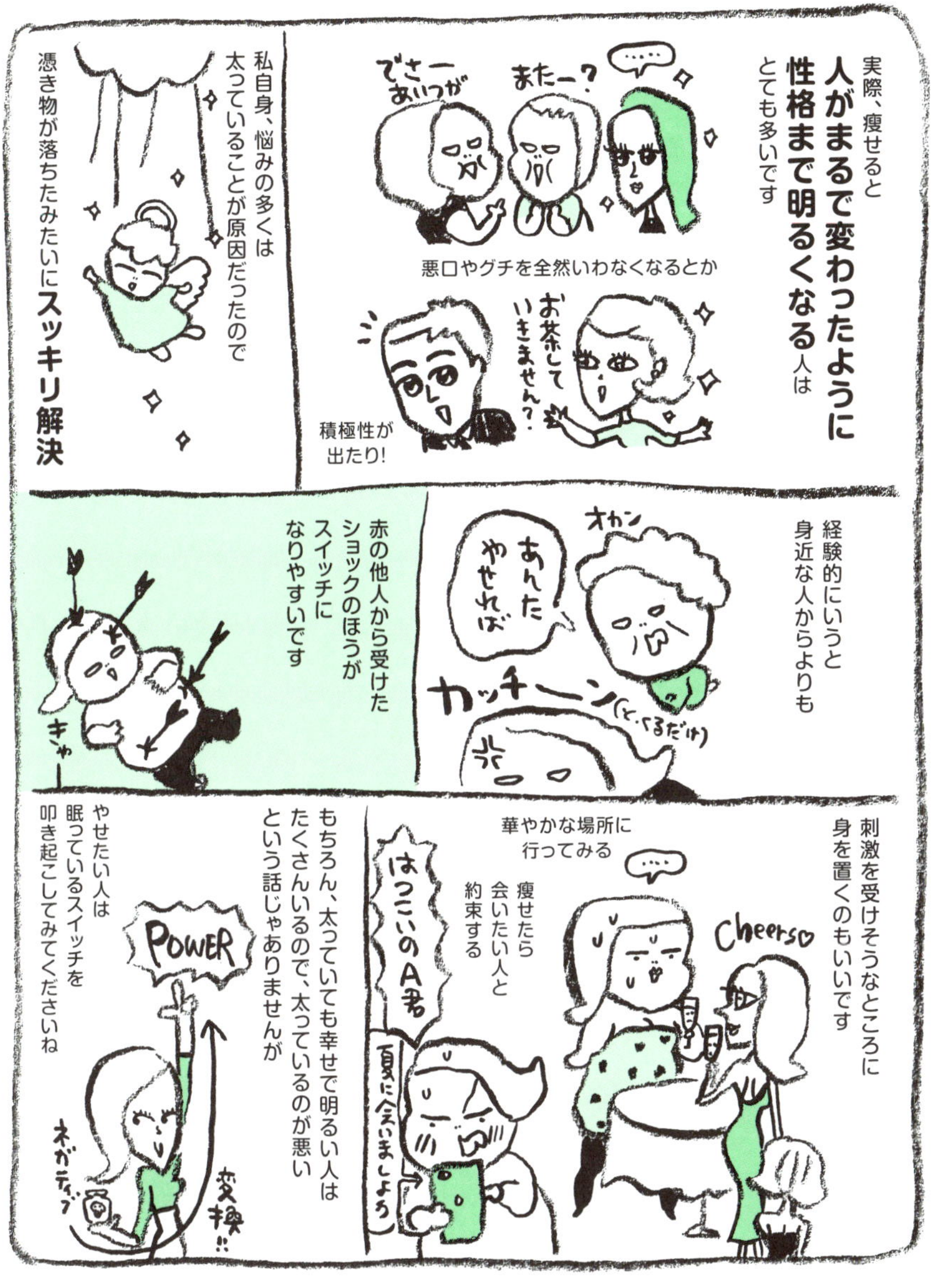
実際、痩せると
人がまるで変わったように
性格まで明るくなる人は
とても多いです
でさー あいつが
またー?
……
悪口やグチを全然いわなくなるとか
お茶して いきません?
積極性が 出たり!
私自身、悩みの多くは
太っていることが原因だったので
憑き物が落ちたみたいに**スッキリ解決**
経験的にいうと
身近な人からよりも
オカン
あんた やせれば
カッチーン (と、くるだけ)
赤の他人から受けた
ショックのほうが
スイッチに
なりやすいです
キャ
刺激を受けそうなところに
身を置くのもいいです
華やかな場所に 行ってみる
……
Cheers♡
痩せたら 会いたい人と 約束する
はつこいのA君
夏に会いましょう
もちろん、太っていても幸せで明るい人は
たくさんいるので、太っているのが悪い
という話じゃありませんが
やせたい人は
眠っているスイッチを
叩き起こしてみてくださいね
POWER
ネガティブ
変換!!

「ダイエットスイッチ」&「カロリーコントロール」この2つを制すればダイエットは90%成功する！

ダイエットスイッチが入ったきっかけは強烈な「ショック」

この章では、私のダイエットに欠かせなかった2つのことをお話ししたいと思います。

まずひとつは本気のやる気を奮い立たせる「ダイエットスイッチ」。これがカチッと入れば、“高い確率での成功が約束された”といっても過言ではありません！

若い頃、絶対勝たなきゃいけないスポーツの試合とか、一発勝負の受験とかがあって「今やらないと本当にヤバい！」と、自分を追い込み、がむしゃらに練習や勉強をした経験が一度はあると思うのですが――そういうときってメンタルのモードががらりと切り替わって、目標以外のことに目がいかなくなりますよね？　ダイエットスイッチもまさにそんな感じ。瘦せるという気持ちがブレなくなる。これまで何度も挫折した私が今回成功したのは、まさにこのスイッチがしっかり入ったからなのです。

ただ、このスイッチを入れるのがなかなか難しい！　若い頃は自動的に受験みたいな目標が目の前にすっと降りてきて、否応なしに勉強モードのスイッチとかが入ったわけですが、大人になるとそういう機会が少ない。また、ダイエットは肉体的にも精神的にも苦しい割に、お金や名誉のようなはっきりした〝ごほうび〟がないので〝瘦せたいな〜〟と漠然と思っているだけではなかなかスイッチが入らないんですよね。

私の場合、スイッチが入ったきっかけは、半年ぶりくらいに会ったある男性ドクターが突然、20kg以上のダイエットに成功し、激瘦せしていたことでした。その方は以前は95kg超で、もれなくポッコリのメタボ腹（失礼！）。お酒は飲まない代わりに、前菜や肉をしこたま食べた後にピザ1枚をぺろりとたいらげる大食漢で（またまた失礼！）、しかも私と同じ運動嫌い。編集者とライター仲間が集まる忘年会で毎年「来年こそ瘦せるぞ宣言」してお互いを励まし合っていたダイエッター仲間だったのです。

が、〝最後の砦〟みたいに思っていた同志の激変ぶりを目の当たりにしたことで、私のダイエット魂に火がついた！　同じように刺激を受けた美容ジャーナリストさんと私の間ではドクターの名にちなんで「石川ショック」（クロスクリニックの石川浩一院長です）と呼んでいるのですが、「私だけがこのまま？」という〝取り残された感〟と〝ヤラレた感〟はショックと呼ぶにふさわしい出来事でした。

そして、ついにダイエットのやる気スイッチがフルスロットルに！　今までも痩せようと決心したことは何度もありますが、ダイエットスイッチが入った感覚は、それまでのとは全然違ったんですよね。どういうわけか、今までとは違うベクトルで、「痩せてやるぞ！」みたいな鼻息が荒い感じではなく、いたって冷静に「ああ、今回はちゃんと痩せられるだろうな」と妙な余裕と自信さえありました。

「もう後がない！」状況が功を奏した⁉

とはいえ、スイッチが入らないから困っている、という人はきっと多いですよね。

私もかつては健康のため、美容のため、ともっともらしい理由をつけ、一大決心のつもりでダイエットを始めたはず。なのにたいてい1週間もしないうちに挫折するのがお決まりでした。

30代前半から毎年2～3kgのペースでズルズル体重が増えてしまったのですが、太り始めたきっかけは、外食が圧倒的に増えたことでした。

当時、グルメ流行りで本格的なイタリアンやフレンチのお店が増えたこともあり、仕事が終わって美味しいものを食べに行くのがなによりの楽しみに。コース料理だと一番品数が多いコースを頼むのが当たり前。お上品なポーションで出てくるお店だともの足りなくて、パスタやメインのお肉を2～3皿追加するときもありました。しかも子どもの頃から脂っこいものやこってりしたものが大好きで、カルボナーラとかチーズリゾットなんて聞くと頼まずにはいられない（笑）。しかもその後バーでピザやフライドポテトをつまんだり……そんな生活をしているうちに食欲はどんどん底なしに。

そうなると家でもつましい食事なんてできず、体重がピークの頃にはすき焼きだと3人分で700gくらいお肉を買っていたし、から揚げは1人10個、ギョーザも1人15個で計算したりとか（笑）。朝カレーが最高！ っていうけど、カレーが翌朝まで残っているなんて奇跡ですな。1人でご飯2合分、パスタ½袋を一気に食べたり、その後で深夜に原稿書きながらケーキを食べる、みたいなこともザラ……。

とにかく冷蔵庫もパンパンで、つねに多めに食べ物がないと落ち着かなかったのです。もともとエンゲル係数が超高い家庭で育った私はその遺伝子をすっかり受け継ぎ、食べ物にすごくお金をかけていました……。

太っていると、それはもう、いろいろと日常生活にも変化が起こります。大好きだった夏が大嫌いになり、長袖の季節になるとほっとして、人に会うときは凹まない腹を凹ませて。雑誌でいいな、と思った服は間違いなくサイズがないので、ネットで似たような服を必死で探してお気に入りに「大きいサイズの洋服店」をブックマーク（笑）。

でも、今思うとそんな状況なのにどこかで「自分はまだ平気」と侮っていたんです。「私よりもっと太っている人がいるし」とか「服で隠せばどうにかなる」とか。

それが一転、石川ショックを受けたはずみで「もうそんな言い訳してる場合じゃない！」と目が覚めた！　ふと見回すとまわりの中で私がいちばん目立って太っていたし、服のサイズは21号で選択肢が本当にない。体重は3桁が目前だし、年齢的にもこのままズルズルいくと〝一生太った人〟で人生終わってしまう！　そんな後がない追い込まれた状況が、スイッチを力強く押したのです。

ダイエットスイッチを入れるのはネガティブ思考！

私の実感ですが、太っている人は「太っている自分に慣れてしまう」ことが痩せるきっかけを失っている気がします。

私くらいあからさまに太ってしまうと、ファッションはもちろん、メイクも髪型もどんどん構わなくなるし、女同士の会話も噛み合わないから人づきあいさえもめんどくさくなる。つまり〝太った自分前提〟でなんでもラクなほうへ物事を考えるようになるんですよね。

おデブになると、人にからかわれたり、嫌な顔をされたり、他人のちょっとした態度や言葉に敏感に反応して傷つくことも日常茶飯事ですが、でも、おデブ歴が長いとそういうことにもだんだん慣れてきます。悔しいとか悲しいとか恥ずかしいといったネガティブな気持ちをオブラートに包んで飲み込み「なかったこと」にする、あるいは「太っていてもいいことがいっぱいある」と、無理矢理ポジティブに捉えたりしてしまう。最近はおデブじゃなくてぽっちゃりさんといいますしね。

おまけに家族や友人はやさしいので「そんなに太ってないわよ」とか「気にすることない」なんて慰められるうちに、私自身、太っているダメダメな自分を許しちゃってました。となると本気で痩せる必要がないから、どんなダイエットも長続きせず、中途半端に投げ出してしまうのも当たり前ですよね。

ポジティブって耳触りがよくて素晴らしいことのように思いますが、単に楽観的な考えは問題を先延ばしにするだけ。少し努力すれば瘦せられた若い頃とは違って、代謝も落ちて衰える一方の大人は太っていることをマズい問題としてちゃんとネガティブに捉えないと、瘦せるスイッチはいつまで待っても入らないのです。「いつか瘦せる」のいつかは永遠にこない（笑）。

私のまわりで瘦せた人を見ても、となりのスレンダー美女のほうが明らかにいい仕事を任されていて悔しい思いをしていたり、何年もつきあってきた彼氏が別れた途端にきれいな子と結婚したり、というのが発端になっていることがあります。

なので、「あの人に負けたくない」とか「ふられた彼氏を見返してやる！」とか「バカにされて悔しい」といったネガティブな負の感情こそ、自分を奮い立たせ、ダイエットのスイッチを入れる大きなパワーの源になっているんじゃないかと思うのです。

心に溜まった〝毒〟を吐き出してみよう

私は石川先生にはなんの恨みもありませんが（笑）、20kg痩せた自信からくるドヤ顔はスイッチが入るきっかけとしては十分すぎるインパクトでした。「さすがはドクター、やるときはやるなあ」と心底リスペクトしたと同時に、「私だけこのままで悔しくない？」「太っていて本当に楽しい？」「いつになったら痩せるの？」「そもそも痩せる気あるの？」と、ものすご〜くネガティブになって自問自答。

いろいろ思い返すと、太っていることで負い目を感じたり、疎外感を感じたり、他人から傷つけられた小さい言葉とかってけっこう覚えているものなんですよね。で、「どうせ私が太っているからでしょ」「この体のせいで幸せになれない！」なんてどんどん勝手にひねくれて、怒りとか悲しみが「毒」みたいに溜まっていく。

誰かが「おデブは性格までおデブ」といっていましたが、まさしく、私も脂肪とともに心の澱《おり》がいっぱい溜まって胸の中で毒々しい色のとぐろを巻いていたんです。

頭の中でそういうことを整理していたら、今までフタをしていた悔しさとか、太っている自分に対する怒りや情けない気持ちまで一気に吹き出して「痩せるなら今しかチャンスはない！」と、ようやく本気のスイッチが入ったのです。痩せる以外に救いの道はない、と自分をとことんまで窮地に追い込んだわけですが、〝キュウソネコカミ〟の心境って、ものすごいパワーを生むんですよね。仕事も同じだと思いません？締め切りや期限があるからこそ今日がんばれる、みたいなことってありますよね。お尻に火がつかないと原稿を書けないのは私だけでしょうか（笑）。

きれいになってあの服が着たい、という健全で前向きなスイッチの入れ方もあるとは思いますけど、結婚式が迫っていて痩せないとドレスが着られない！　みたいな切実なリミットがない限りは簡単にスイッチをOFFにできてしまうので、ネガティブなパワーを発動するほうがずっとイージー。極端なことをいえば「もう限界！」って悲鳴を上げるまで食べ尽くし、クローゼットに着られる服がなくなるまで太って窮地に立ったほうがスイッチを入れるのはラクかもしれない……。

おデブな人ほどダイエットスイッチは入りやすい

まあ、そうもできないので、本気で痩せたい人は太っていることにまつわる思いを一度、ノートに全部書き出してみるといいと思います。

太っていることで他人から浴びせられた容赦のない言葉や数々の仕打ち（笑）、痩せないとマズい具体的な問題点、なぜ太ってしまったのか、どうして痩せたいのか、いつまでに痩せたいのか、痩せたら自慢したいライバルの名前も全部――。

あるいは、恥ずかしい状況にあえて身を置くショック療法も手です。太っていると傷つきたくない一心で、華やかな場所から遠ざかってしまうものですが、安全地帯に逃げ込んでいてもスイッチは永遠に入らないので、パーティに行ってみるとか、美人が集まりそうなところで習い事をしてみるとか（きゃ〜、怖いけど）。

先ほども話したように、家族や友人はやさしいウソをつくので、赤の他人から刺激を受けたり、ショックを受けたりすることが起爆剤として一番効果的。

しかも、痩せたいと強く思っている人ほどデトックスしたい「毒」が溜まっているはずなので、おデブの人はスイッチが入るポテンシャルが高いともいえます。

かっこ悪いと思うかもしれないけれど、なりふり構っていられない状況こそ、ダイエットスイッチが入る絶好のチャンス。自分の中に眠っているネガティブな感情やダークサイドな部分をぜひ掘り起こして、スイッチを見つけてください。

スイッチが入ると景色ががらっと変わる

スイッチが入った瞬間って、本当にガチッ！　という音がするみたいな感じがあって、太っていたことに憂鬱だった気持ちがすう〜っと晴れたのを覚えています。

「ああ、これから私はちゃんと痩せていくんだ」と、まるですでに痩せたかのような余裕ぶり（笑）。目的ややるべきことがはっきり見えたせいか、視界が開けるような、目の前がパアッとクリアになるような感じ。

スイッチは胸のあたりにあって、「痩せる行き」にガコッとレバーが入っていて、テコでも動かない気配……そんなイメージですかね。星飛雄馬の目の玉にゴーッて炎が燃え盛ってるみたいな勢いと覚悟もありつつ、同時にものすごく冷静に客観的に自分を観察しているもうひとりの自分がいる、みたいな感覚がありました。

その別人格はすでに痩せてきれいになった自分の分身。あごもウエストもほっそりしていて、鎖骨もくっきり！　15年間も太り続けた私とは思えないほどスリムで（妄想は自由です！）、かなり上から目線の、名付けて〝スパルタ子ちゃん〟。

後に、この子にたびたび助けられることになるのですが、私のことを他人目線で冷静に分析するもうひとりの自分がいたおかげで、どういうダイエットをすれば確実に痩せられるか？　を筋道を立てて考えられたのです。

まるで別人!?　驚くほど行動的に

今まで何度もダイエットを決意して自分ではスイッチが入ったつもりだったのです

が、こういう感覚は初めてのこと。以前は気づくと、「おっとギアがバックに入ってた！」みたいなことばかりだったので、スイッチがゆるゆるだったんですね。

で、私の場合は、客観的に見て食べる量を減らすことが絶対不可欠だという結論に至りまして、まず冷蔵庫の残り物や冷凍食品、「食べないけど一応」備蓄していたレトルト食品やら缶詰やらお菓子やらを一斉処分。こういうものが家の中にゴロゴロあると、食べる口実を作ってしまうから。

食べ物がないとあれだけ不安だった私が、あっさりなんの未練もなく捨てられたのは不思議なくらいでしたが、むしろ「これで言い訳は一切できないよ」「後戻りできないよ！」と思えたのがかえって潔くて快感でした。

それと、10年近くお金を払っているだけだったスポーツクラブも退会。痩せることをあきらめたみたいな感じがして、なかなか解約に踏ん切りがつかなかったのですが、運動しないで痩せようと決めたらごまかす必要がなくなったんですよね。おそらく、そういう行動がまたスイッチを強く入れるのを後押しした気がします。

あと、食べ物への執着心が痩せることへの執着心に変わったので、「お菓子買っちゃえば？」なんて悪魔のささやきをも蹴散らし（笑）、食べ物のお店も素通りできるまでに。なんだか別人みたいで、こんなに根性あるヤツだったんだと見直しました。

私がカロリー制限に回帰したその理由

さて、成功に欠かせなかったもうひとつは――私のダイエットはカロリー制限を柱にしています。散々聞き飽きているオーソドックスな方法なので「なんだ、そんなことか」とがっかりした方も多いと思うのですが――。

どうして今さらカロリーコントロールに原点回帰したのかというと、「太った理由はなんですか？」を考えれば答えは明白。医師や専門家にさまざまなダイエット法を取材する中で、結局、どんな理論も超越して痩せる仕組みは、摂取カロリーと消費カロリーのバランスにある、とシンプルに考えるようになったからです。

糖質ダイエットを提唱する著名な医師に取材をしたときのこと。糖質を減らすと痩せていいことずくめだよ、という話を伺ったあと、「逆に糖質オフしても痩せられない人はいますか？」と聞いてみたところ、「脂身の多いステーキとかをペロリとたいらげちゃうような大食漢はうまくいかないね」との答えが。

糖質をカットしても、やはりカロリーオーバーの食事をしていると痩せられないという話でした。日本人は摂取カロリーの半分くらいが糖質ともいわれますので、糖質を控えることはカロリーオフにもつながっているのですよね。

その他、たくさんの専門家たちが提案する〝体にいいものを食べて痩せる〟方法も、カロリーの低い食材や調理法であったり、食事量が減るようなものだったり。目的とするところはカロリーオフではないけれど、たいていは結果としてカロリーも低く抑えられていることが多いのです。

そしてトドメは私のダイエットのきっかけになったドクターがカロリー制限だけで20kg痩せたという事実。「突き詰めるとやっぱりカロリーか」と腑に落ちたのです。

どんなダイエットもカロリーカットは避けて通れない

というか、私たちもそこに気づいてはいるけれど、カロリー制限をしたくないから違う方法を探してる、という人は多いんじゃないでしょうか？

「計算も面倒だし、ちょっとしか食べられないなんて無理！」私自身もかつてはそう思い込み、カロリー制限というワードを見ただけで身震いしてました（笑）。

でも、体に入るエネルギーが消費するエネルギーよりも多いから太る、というのは単純明快で、やっぱりカロリーコントロールはダイエットの王道。

「若い頃と食べ方が変わっていないのに、ズルズル体重が増えてしまった」という人も多いと思うのですが、それもカロリー論で説明がつくのです。

怖いことに30歳くらいから年１％ずつ筋肉量は減り続けていくそうですが、加齢によって筋肉が減ると代謝（基礎代謝量）も低下。つまり、年齢を重ねるほど燃費のいい体になるので、少ないガソリンで走れるようになるんです。年々消費できるカロリーは減っているのに、昔と同じカロリーを摂っていれば――そう、太るのは当たり前。スポーツをやめた人が太るパターンも同じで、運動していた頃の食事をそのまま続けるとカロリーの摂りすぎになってしまうのです。

そんなことから、これまでさんざんダイエットをしてきた私としては、「もし、カロリー制限で痩せられなかったら、おそらく何をしてもダメでしょ」と、考え方が1周回って元に戻った感じで、まさしく気分は背水の陣（笑）。

どうやってもカロリーの呪縛から逃れられないのなら、いっそ正面突破してやろうじゃないの！　と、カロリーコントロールだけで痩せることを決めたのです。

ルールをたくさん作ると失敗する

「カロリー制限？　過去にやったけどうまくいかなかったわよ」

そんな声が聞こえそうですが、私も過去にはカロリー控えめな食事を意識して、和食中心にしてみたり、白米にこんにゃくを混ぜたり、肉のかわりに豆腐を使ったりする〝置き換え〟をしてみたり。他にも、キャベツだけ先に食べてお腹をふくらませるとか、油を一切使わないとか、それはもういろいろ。

でも、振り返ってみると、カロリー以外の余計なことに気を遣うから失敗する、ということに気づいたんです。

体に悪いから野菜はしっかり摂らなくちゃとか、朝はちゃんと食べなくちゃとか、寝る前に食べると太りそうだから早めに食事しようとか、甘いものはやっぱりダメよねとか。そうなると、やっぱり運動もしてみようか——なんて、カロリー制限というルールがすでにあるのに、自分で勝手にどんどん余計なルールを追加してがんじがらめにしていたのです。摂取カロリーだけ守れば、肉だって油だって甘いものだってその範囲の中で摂ればいいいし、いつ食べたっていい。そうやってシンプルに考えたことが、結果的に継続につながったんです。

よほどの努力家でない限り、慣れないことを一度にしようと思うと長続きしませんよね。だから、私のダイエットルールは「一日の摂取カロリーを決めて〝だいたい守る〟」。たったそれだけでした。

甘いものだって平気！　カロリー制限＝食事制限じゃない

カロリー制限で失敗する人にありがちなのが、いきなり食事の習慣を極端に変えようとすること。でも、私のいうカロリー制限は食事制限とは違って、一日のトータル摂取カロリーを守れば、あとは決まり事は一切ないのです。

ケーキやジャンクフードが大好きでやめられない？　いえ、やめなくていいんです。どうぞ食べちゃってください！　カレーやカツ丼みたいなヘビーなものだって全然ＯＫです！　一日の総摂取カロリーさえだいたい守れば。

いわば「今食べている食事の縮小版」と考えればいいのです。

実際、やってみると、こういう食べ物は口にしちゃダメとか、毎食◯◯を取り入れましょう、みたいな食事制限よりも、慣れ親しんだ食事のまま総摂取カロリーを守るだけのほうがムリなく簡単に続けられるし、結果、確実に体重が落ちるということに気づいてもらえると思います。

Column 2

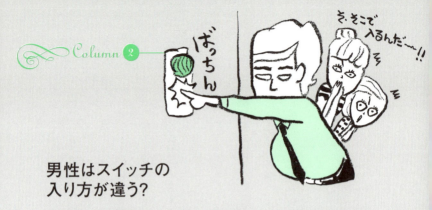

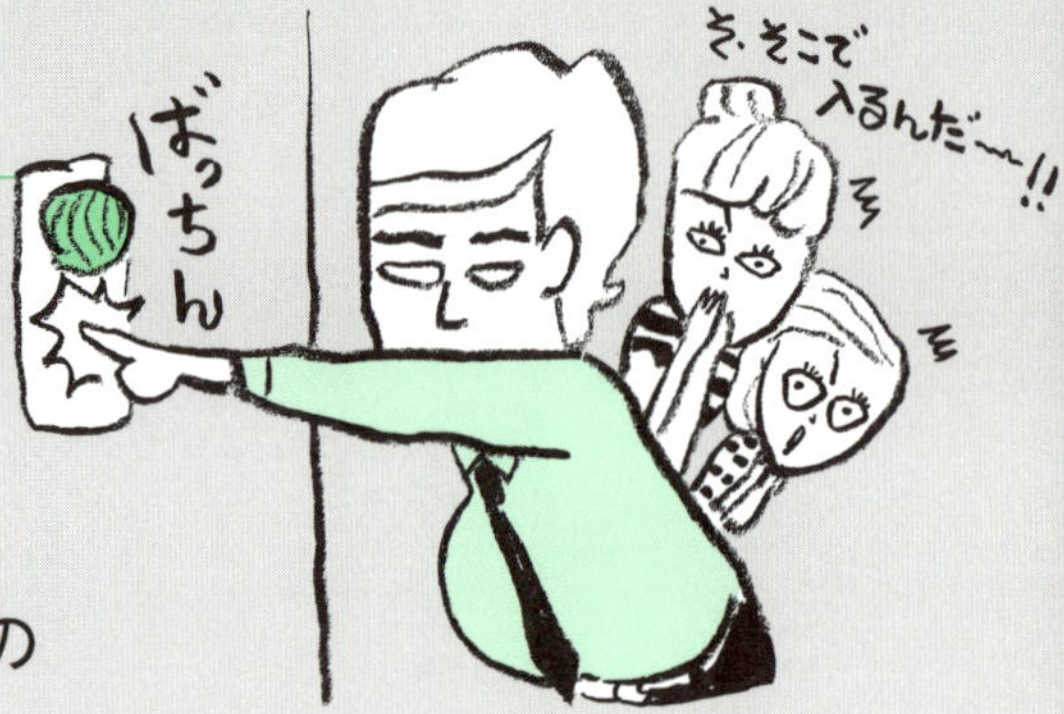

男性はスイッチの入り方が違う?

ちなみに、男性のスイッチの入り方は女性とはまるで違っていて、女性のように感情に訴えかけるのは逆効果な気がします。

男性の場合は太る原因が仕事がらみであることが多く、取引先や会社の人とのつきあいで食事をする機会が多いとか、お酒で日頃の溜まった憂さを晴らす、みたいなことが大きな理由になっています。

以前、男性誌の取材で「メタボは男の勲章!」といっていた人がいますが、男性は「仕事」と割り切っていると、太っていることや体に悪いものを食べることにあまり罪悪感を持たない。なので、奥さんから痩せろと指摘されると「仕事なんだからしょうがないだろ!」とムッとするだけ。女性と違い、他人からの刺激はスイッチになりにくいんです。

じゃ、男性はなにがきっかけになるのかといえば、①立場や地位に責任感や使命を感じたとき、②健康や生活に実害があったとき。

②の、体や生活に影響が出るまでスイッチが入らない人がいるのは少しやっかいですが、一方、昇進して周囲から信頼を得たいとか、立場的に痩せないとマズい、みたいなことには敏感。そう、女性と違って男性はポジティブな出来事がきっかけでスイッチが入るのです。

そして、男性はいったんスイッチが入ってしまうと、自分で決めたことをストイックに継続できるのも特徴。化粧品とかも男性はコレ!と決めたら他の製品には目もくれず、何年もリピートしますしね。

なので、スイッチが入った男性はそっと見守るに限る。パートナーがヘタに口を出したりするとへそを曲げます(笑)。協力してあげようと思って奥さんがヘルシーごはんをせっせと作ったりすると、「頼んでないのに余計なお世話」と陰にかくれてカップラーメンを食べたりしてプチ反抗期になった男性もいたので、要注意ですよ(笑)。

第3章

～西園寺的ダイエット実践編～

カロリー制限からリバウンドしない食べ方に変わるまで

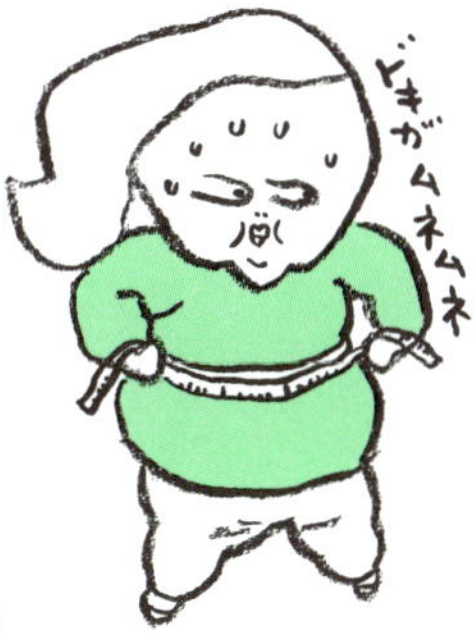

カロリー制限からリバウンドしない食べ方に変わるまで

～西園寺的ダイエット実践編～

3段階に分けて、徐々に食べ方を変えた

ここからは、私がどうやってダイエットをしてきたのか、という具体的な方法をスタート時から順を追ってご紹介したいと思います。

ストレスを溜めず、確実に体重を落としながら、太らない食べ方を習慣づけるために、3段階に分けてやることをステップアップさせました。

まずは「アイドリング期」。不摂生な食事や生活習慣をいきなり方向転換するのは難しいので、まずは体のエンジンを温めて、性能を確かめることから。簡単にいうと、太っている人はとにかく摂取カロリーが多いので、1～2ヵ月かけて「あなたの器には本来これくらいの量しか入らないのよ」と体に覚えさせ、決めた摂取カロリー

に慣らす練習をする時期です。

体が食事量の変化に慣れ、確実に体重が落ちるとわかって自信がつくと、自然と食べ物への興味が違うベクトルに向かうので、そうなったら「自分に合う食材探しの旅」（笑）へ。決めた摂取カロリーはキープしたまま、自分にとって太らない食べ物、食べ方をひとつずつ確かめながら取り入れていきます。まだゆっくりではあるけれど、でも確実に前に進んでいる状態、いわば「セカンドギア期」です。

私の場合、セカンドギア期が終わったのは半年くらいで、太らない食事のコツをつかめるようになり、痩せる歯車が完全にスムーズに回るようになりました。

そうしたらエンジン全開の「トップギア期」。より健康を意識した食生活にシフトしていい時期です。

時間がかかるように思えますが、ダイエットの極意は急がば回れ。自分流の食べ方が身についてしまえばリバウンドすることもないし、多少体重が増えたとしても、なぜ太ったのかも、どうすれば痩せるのかも体が勝手に覚えてくれるので、すぐにリセットできるんです！

アイドリング期〜最初の2ヵ月間でやっていたこと〜

目標は一日〝だいたい〟1000kcalを守る

「1000kcalなんて、少なすぎる！」と思うかもしれませんよね。もちろん、上限はそれぞれ自分のできるペースで自由に決めればよいのですが、でも、私の場合はいろんな意味でこれがちょうどよかった。

1000kcalというと少なくとも今まで食べていた⅓くらいの量なので、「そ、そうか、このくらい抑えないと痩せないのか」と、ちゃんと見た目で認識できたことでかえって覚悟ができて潔くふっきれた気が。

私のような大食漢には、ご飯1杯分だけ減らす、みたいな微妙な減らし方よりむしろショック療法的な効果があったのです。

まず、どうやってこの数字を導き出したかというと――1kg痩せるための消費エネルギーは約7000kcalです。たとえば1ヵ月で3kg痩せようと思ったら、7000kcal

×3kg＝21000kcalで、21000kcal÷30日＝700kcal。

つまり、1ヵ月で3kg落とすには、今のカロリーを毎日700kcal減らす必要がある、ということになるわけです。

もうひとつ目安にしたのが基礎代謝。ざっくりいうと基礎代謝とは、呼吸や心臓などを動かすための必要最小限のエネルギーで、じっとしていても消費されます。厚生労働省のデータによると、基礎代謝の平均値は30～49歳の女性で1170kcal。

ただ、身長や体重、筋肉量などによって個人差があるので、詳しく知りたい方は、基礎代謝がわかる体重計を活用してみてください。家電量販店などで販売されていますし、病院や公立のスポーツセンターなどで置いてあるところもあるようです。

で、私の基礎代謝量は約1000kcalだったので、食事で摂った1000kcalはそっくり基礎代謝に使われると考えると、それ以外の、歩いたり食べ物を消化したりといった普段の生活の中で使うエネルギー（身体活動量、食事誘発性熱産生という）が丸々、消費カロリーとなってそのぶん体重が減る、ということになります。

基礎代謝以外の消費カロリーは、年齢、体重、仕事や生活における活動量などによって幅があり、もちろん日によっても違うので、知りたい方は「一日の消費カロリー」の目安を計算できるサイトや、市販の身体活動量計などで調べてみてください。

ちなみにダイエット当初の私の場合はデスクワークが中心の活動の少ない日、取材や発表会などでたくさん移動したり歩いたりした日などを平均すると、基礎代謝を除いてだいたい一日７００〜１０００kcalは消費できているだろうとして計算。

つまり一日の摂取カロリーを基礎代謝量と同じ１０００kcalに抑えれば、今までと同じ運動なしの生活をしていても１週間〜10日で１kgくらいは落ちるんじゃないか、という予想を立ててみたのです。

カロリーは自分のペースで決めればいい

私のように何十kgも体重を落としたい人は、あまりにも痩せるスピードがゆっくりすぎても手応えが感じられないし、かといって一気に落としてしまうのは禁物。摂取カロリーが基礎代謝量を下回ると、体の回復や機能に影響が出るし、急激に体重を落とすと肌のたるみにもつながるので、基礎代謝量分のカロリーは最低限摂るべきですね。

なので、「1kg分は約7000kcal」と「自分の基礎代謝量」は最初に知っておくといいと思います。

そうすると、仕事で外出が多かったり、買い物や通勤でよく歩いたりして活動量の多い人は一日の摂取カロリーを多くしてもいい、ということになりますし、1ヵ月に2kgくらい落ちればよさそう、など自分のペースに合わせたプランも自在。

とにかく、一日の摂取カロリー量を決め、その食事量に慣れる、というのが最初の一歩です。

〝だいたい〟としたのは、計算が面倒でストレスになりそうだから(笑)。私も日によって多少オーバーしたり、少なかったりしたと思いますが、正確じゃなくて全然OK。感覚的に自分が食べているカロリーを把握する、ということが後々まで効いてくるんです!

カロリーは現物を目で見て参考にする!

で、次にやったことがスーパーに行くことでした。一日1000kcalと決めたはいいけれど、どの食品がどのくらいカロリーがあるのかがよくわからなかったからです。太っていたときは、自分が毎日どのくらいのカロリーを摂っていたのかも、知ろうとしなかったし(笑)。

インターネットや本で調べれば食材ごとのカロリーはわかるけれど、調理したときのカロリーはマチマチだし、150gとかいわれてもピンとこなくて。いろんな食品を実際に目で見たほうが手っ取り早いと思ったのです。今や本当に多くの食品にカロリー表記がされているので、これを活用しない手はない!

スーパーのお惣菜コーナーに行くと、揚げ物、パスタ、カレー、ハンバーグ、お寿司などのお弁当から、肉じゃがなどの煮物、ギョーザ、焼き魚などあらゆるお惣菜が置いてありますよね。

これなら油や調味料がすべて入ったカロリーがわかるので、たとえば肉じゃがのパックを見て、量とカロリーをチェック。で、家で肉じゃがを作ったらそれを元に「あのパックの倍くらいの量はあるかも」などと見比べてだいたいのカロリーを把握。コンビニのお弁当、デリバリーのチラシ（写真があるのである程度量もわかる）、レストランのメニューなんかもよく同じように活用していました。

もちろん、単品でも袋の表示をチェック。「チーズでもカロリーが低いのと高いのがあるのね」とか、「ドレッシングやソースのカロリーってバカにならない！」とか、「白い食べ物ってカロリーが高いものが多いな」とか、いろんな発見がありましたし、「パスタの乾麺は茹でると油が抜けるからカロリーが減るのね」とか、調理法によって違いがあることを再認識して自分で作るときの参考にしていました。

カロリー計算は〝だいたい〟。生野菜はノーカウント

そんな感じなので、厳密にひとつひとつカロリー計算していたわけではありません。

「おかずが450kcalで、ご飯と味噌汁が200kcalくらいだから、だいたいトータル650kcalかな」みたいに、頭の中でざっくり計算できるくらいかなりアバウト。

それに、野菜自体はカロリーの低いものが多いので「えい、もういいや」と、小さい生野菜のサラダなんかはカロリー計算に含まないことでOKにしていました（ただしマヨネーズやドレッシングなどはカロリーが高いので塩で）。

おそらく1000kcalより多い日もあったと思いますが、このくらいのざっくり感がちょうどよかった気が。

しかも、慣れてくると、見た目の感じで感覚的に食べ物のカロリーがだいたいわかるようになったので、ダイエットを終えた後も体重管理の目安として役立ちました。

一日2食「おすもうさん」の食べ方でも痩せられました！

次に一日1000kcalをどうやって分けて食べていたか？　です。私の場合、食事は朝と夕食の2回を基本にしました。いわゆる一日2食の「おすもうさん」の食べ方と同じですが、ダイエットをスタートして2週間くらいでこの食べ方に落ち着き、5年近く経った今も変わっていません。

一般的には、朝食と昼食はしっかり食べて夕食は軽めに、一日3食を時間通りに規則正しく食べるというのが鉄則ですよね。夜は寝るだけなのでカロリーを消費しにくいとか、食事の回数を減らすとドカ食いするからよくないとか、食事の間が空くと血糖値が跳ね上がってよくないともいわれるし……。

でも、実際やってみてわかったのは、一日トータルでのカロリーが抑えられていれば、食べる時間や回数に関係なく痩せられた、ということでした。

「一日3食はきちんと食べましょう」というのは日本人の誰もが正しいと思っているルール。でも、大人は一日3食なんて決まりは必要ない！　というのが実感です。

実はダイエットに成功したずいぶん後に、ある管理栄養士の方が取材で同じような話をしてくださったのですが、「子どもの頃からすり込まれてクセのようになっているだけ。成長期の子どもには必要なことだけれど、大人は決まった時間、決まった回数の食事をする必要なんてまったくない！」と断言されていました。

夜の食事をがまんすると、心が栄養を欲してしまう

朝と夜の2食にしたのにはもうひとつ大きな理由が。以前のカロリー制限の失敗から、「夜の食事を軽めにすませるなんて私には一生ムリ！」と思ったからです。

お酒が大好きな私にとっては夜の食事がいちばんのメインイベント（笑）。ワインを飲みながら料理を作ったりするのが楽しみだし、ン十年もそういう生活をしてきたので、夕食はサラダだけ、みたいなことは習慣にできないと思ったのです。

私が思うリバウンドしない秘訣は、痩せた後もずっと続けられる食習慣を身につけることなので、「自分にできないこと」はばっさり切り捨てることも肝要。

そんなわけで、私は夕食だけはできるだけしっかり食べられるよう、朝３００kcal、夜７００kcalくらいを目安に食べていました。

朝食は卵や野菜をつけた〝ザ・ブレックファスト〟だとオーバーしてしまうのでトーストやクロワッサンにコーヒーが基本で、フルーツだけの日もあったし、面倒なと

きはカロリーが一目でわかるので、コンビニのサンドイッチの日も。

そのぶん夕食は700kcalと余裕があるので、食事全体のボリュームに気をつけて、カレー、パスタ、揚げ物などもカロリーの範囲で好きに摂取。肉料理、副菜、ご飯までわりとしっかり食べられるので、ストレスなく続けられたのです。

昼食抜きでしたが、朝食は10時くらいの遅めの時間に食べるようにしていたので日中はあまり空腹感を感じにくかったのと、夜の食事が楽しみという「鼻にんじん効果」もあったような（笑）。日中お腹がすくときは、炭酸水にレモンを絞ったものを飲むと小腹が落ち着いたので活用していました。

私はフリーランスなので、食事の時間を自由に決められた、というのはあります。でも、食事の時間だからと、無理してまずい低カロリーメニューを食べているのだったら、いっそそれはやめて一日1食だけは好きなものを食べるほうが断然いい。

3食きっちり食べないと頭が働かないし、体力がもたない、と食べている人も多いですが、そんなの「まぼろし〜」（笑）。大丈夫、そういうときこそいっぱい溜め込んだ脂肪がせっせと燃えてくれますから！

カロリーって
どうやって計算するの?

食品表示に書いてあるカロリーは、栄養素のカロリーともいえます。たとえば、糖質は1gあたり4kcal、脂質は1gあたり9kcal。なので、砂糖大さじ１杯9gだと4kcal×9g＝35kcal、バター5gは9kcal ×5g ＝45kcalと計算できます。

実は体の脂肪も1gあたり9kcalで計算できます。ただ、体脂肪には水分が含まれているので、消費カロリーは水分を除いた1g約7kcalで計算されています。つまり、3kg痩せるには、3000g×7kcal＝21000kcalを消費する必要があります。これを１ヵ月でやろうとすると、21000kcal÷30日＝700kcal。つまり１日700kcal今より少ないカロリーに抑える必要があるのです。

ただ、食品には糖質、脂質、たんぱく質などいろんな栄養素が含まれていて、調理すると油や砂糖などの調味料も上乗せされるので、自分で計算するのはちょっと難しいです。私もちゃんとカロリー計算していたわけではありませんが、目安として食材のカロリーを書き出してみましたので、ご参考までに。

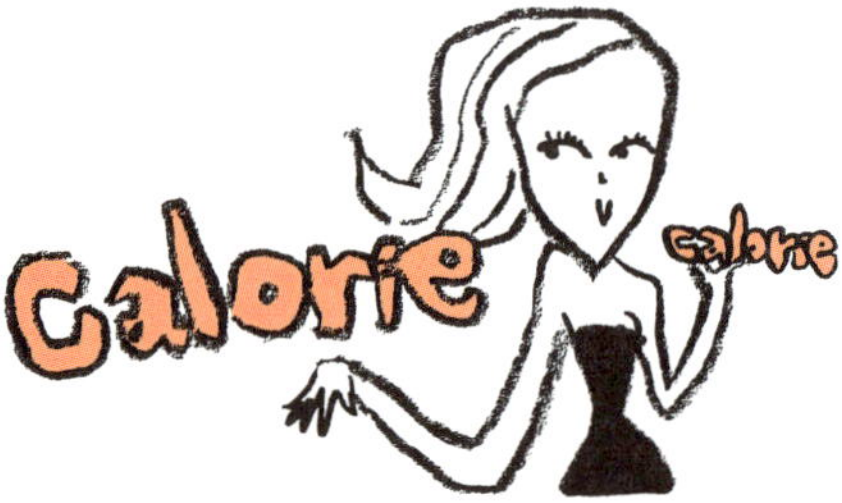

頭になんとなく
入れておくと便利!

お役立ちカロリーメモ

カロリー高めの野菜（100g／生）

さつまいも	140kcal	西洋かぼちゃ	91kcal
枝豆	135kcal	じゃがいも	80kcal
にんにく	134kcal	れんこん	66kcal
空豆	108kcal	にんじん	37kcal
とうもろこし	99kcal		

肉類（100g／生）

●牛肉（赤身～脂つき）		●豚肉（赤身～脂つき）		●鶏肉（皮つき）	
サーロイン	317～498kcal	ロース	141～291kcal	もも	253kcal
肩ロース	316～411kcal	ばら	434kcal	むね	244kcal
ヒレ	223kcal	ひき肉	221kcal	手羽	195kcal
もも	191～246kcal	もも	143～225kcal	ひき肉	166kcal
				ささみ	114kcal

魚（100g／生）

まぐろ（トロ）	344kcal	いわし	217kcal
さんま	310kcal	たい（養殖）	194kcal
うなぎ（蒲焼き）	293kcal	まぐろ（赤身）	125kcal
ぶり	257kcal	かつお（春獲り）	114kcal

その他

ご飯1膳（100g）	168kcal	うどん（1玉140g）	378kcal
食パン（6枚切り1枚）	177kcal	中華麺（1玉120g）	337kcal
スパゲティ（100g/乾麺）	378kcal	卵（M1個）	75.5kcal

コンビニ弁当だって揚げ物だってOK！

とにかくこのアイドリング期は、一日1000kcalに体を慣らす、ということが目的だったので、余計なストレスを与えないために、今までの食事を百八十度違うものに切り替えることは一切しませんでした。

最初の10日間はとにかくお惣菜を買ってもいいから、自分の大好物のメニューが並ぶように。「好きなものを食べている」ということが量の少なさをカバーできる唯一の救いなので、体が慣れるまではこの方法で脳をだまそう！　と思ったのです。

たとえば私はカレーが大好き（笑）。だから、カレー自体をやめるんじゃなくて、食べ方をちょっとだけ工夫したのです。カレーはルーとご飯の量を抑えれば、カロリーが低く抑えられることがわかったので、ルーをやめてカレー粉にし、小麦粉のかわりに野菜をすりおろしてとろみをつけたり、とムリなくできる範囲でアレンジ。

また、体に悪いとか、栄養バランスが悪いなんてことは考えず、ある意味なりふり構わず、カロリーオフ食品も取り入れてみることに。

100kcalのレトルトカレーを半分だけ使って、そこにきのこをモリモリ足したり、スパイスで好みの味に調えたりしてカロリーを抑えていました。きのこを入れたのは栄養バランスを考えてのことではなく、単にカロリーが低くてカサが増すから。

これだとルーは100kcal以下なので、お茶碗2杯分のご飯を添えても約400kcal。ゆで卵のサラダ（生野菜はノーカウントだし）をつけて、デザートにアイスクリームを食べてもリミットの700kcalをオーバーしないんです。最近は甘いものも低カロリーに抑えられているので、そういうものならケーキだっていけちゃいます！

舌を満足させるのがカロリーコントロールの極意

最初の頃は150kcalくらいのダイエットドリンクを飲んだりしてみたのですが、甘ったるくて味が苦手だったので、これなら好きなお菓子を食べるほうがいい！　と、すぐにやめました。こんにゃく麺のパスタとかも試しましたが、どう転んでも味はこんにゃくだし（笑）。う〜ん、いくらカロリーが低くても満足感が全然ない……。マズいものにカロリーを取られるのはまっぴらごめんだったので、代用食は大丈夫そうなものだけ活用しました。

時間がなくてできあいのお弁当のときもありましたが、もちろんカロリー表示をチェック。それと、飲み物のカロリーも意外と〝チリツモ〟なので、ジュースや砂糖の入ったものは避けたり、ゼロカロリータイプに替えたり。たまに甘〜いカプチーノとかココアが無性に飲みたくなったりするので、そういうときは「おやつ」としてカウントしていました。

まあ、誰もがご存じの方法ですが、ともかく最初はひたすらカロリーオフだけに集中。たとえ量が少なくても、好きなものや食べ慣れたものを食べるほうが舌も満足できて、空腹感やストレスを感じにくかったのです。

揚げ物だって、肉だって、甘いものだって同じこと。やめてしまうのではなく、量は少なくなったけれど決めた摂取カロリーの範囲内で自由に摂っていました。カロリーは高いと思いつつ、パンだけはやめられなかったので、アイドリング期は毎朝食べていましたし。

加工食品ばかりじゃ体に悪そうとか、コンビニ弁当は栄養が足りなさそうとか、空腹にいきなり糖質を摂るのはよくないとか、そういう知識はもう少し先まで頭の中にしまっておいて。カロリー表示や低カロリー食品なども利用して、お腹も舌も満足させつつカロリーカットを実践するのがアイドリング期はとても大事です。

お尻をたたくスパルタ子ちゃんの存在

「お昼を抜くと、お腹がすきすぎて夜にドカ食いしそう」私も最初はそう思いましたし、そもそもパスタを一気に½袋も食べてしまうような大食漢の私が、いきなり1000kcalに減らしてなぜがまんできたのかが疑問ですよね。

これまでえらそうにいろいろ書いてきましたが、確かに10日目くらいまでしんどかったのは事実。ダイエットスタート直後ははりきっているのでセーブできていたのですが、4日目くらいになると一瞬、「もうやめてしまいたい！」という衝動にかられました。

そんなとき、第2章でお話しした、私のダイエットスイッチをずっと押している別人格の自分〝スパルタ子ちゃん〟が助けになったのです。なんだか怪しげな話ですが（笑）、余計な食欲を抑えるには、自分で自分をだます戦術も必要なんです。

この子はダイエットスイッチが入ったと同時に出現したのですが、スイッチが入ると自然と客観的かつ冷静に自分を見られるようになるんですよね。

とにかく私の場合は「食事量を減らさないと絶対痩せないよ」というのがつねに頭にありました。なので、スパルタ子ちゃんはそれをしつこいくらいにいってくれる代弁者のような存在。

いつも私の行動をチェックしていて、私が「え～い、ご飯おかわりしちゃえ！」なんて思うと、すかさず「え？ まさかと思うけどそれ食べるの？」「痩せるっていわなかったっけ？」「その一口で、〝太った人〟のまま人生終わっちゃうよ」「やっぱりあんたのデブは死ぬまで直らないんだね」と辛辣な言葉をはきかけてきます。

まあ、自分の頭の中でそれを代わる代わるやってるイタイ状況なワケですが（笑）、でも、そういう問いかけを自分にしていると、食べ物に伸びる手がふと止まって、一拍、落ち着いて考える余裕ができる。

そうなると食べたい欲求より、痩せたい欲求のほうが勝っていることに気づき、食べなくてもすむようにコントロールできたのです。

甘いものを食べたいときも、スパルタ子ちゃんに「これ、食べていいっすか?」と食べる前に1回お伺いを立てる（笑）。そうすると、「そうね、今日は朝食べてないし。でも1個ですませないと楽しみにしているワインはナシよ!」てな具合に。

いくらダイエットスイッチが入っていても、自分では制御できない! と心が折れそうになることってときどきあるのですが、でも、それってほんの一瞬の衝動。冷静になれば意外と歯止めが利くとわかったので、自分を客観視してくれるアドバイザー役のスパルタ子ちゃんには何度も助けられました。

なので、最初だけがまんのしどきがあるのですが、でも、体って不思議で、10日くらい続けるとお腹も脳も少ない食事量に慣れてくるんですよね。

さらに「体重が落ちる」という結果がちゃんと見えてモチベーションがアップする

ので、そこさえ乗り越えてしまえば、スパルタ子ちゃんの出番も減ります。

もちろんその後もたまに食欲が暴走しそうになるときはありましたけど、そのたびに「せっかくここまで痩せたのに、またおデブに戻っちゃうつもり?」「今ドカ食いしたらすべては水の泡よ」と、スパルタ子ちゃんが降臨して叱咤《しった》激励(笑)。

ある種の自己暗示みたいなものですけど、「痩せたい」じゃなくて「痩せる」。「がまんする」じゃなくて「食べなくて平気」。そうやって自分をだますことが次第にうまくなりました。

とにかく過去の経験から、ダイエット初期に一度でもドカ食いをしてしまうと、そこでジ・エンドになる可能性が高いので、「ここさえ乗り切れば!」という一心で、ひたすらスパルタ子ちゃんを発動して、スイッチを押し続けていました。

カロリーバランスは、毎食変わっていい

私の場合は「一日1000kcalの範囲で好きに食べること」なので、その割合は、仕

事の予定や気分に合わせて毎食で違っていました。

　たとえばランチミーティングがあると、必然的に昼食のカロリーの割合が高くなるので、朝は抜き。体が慣れてくると、こういう日の夜はあまり食欲がわかなかったので、ご飯抜きの軽めの食事でも平気だったりして結果的に１０００kcalをキープできていました。スイーツを食べたいときや、夕食でカロリーオーバーしちゃった翌朝はコーヒーだけにしたりと、私の場合は朝食で調整することが多かったですね。

　というのも「毎食５００kcalに抑える」ルールで過去に失敗した経験が。毎食カロリーバランスよく食べることは現実的には難しく、かえって栄養面など余計なことを考えがち。なので、一日のうちで自分がいちばん大事にしている食事＝カロリーを摂りたい食事はいつか？　を柱にしたのです。

　たとえば、一日１３００kcalに決めたとして、「ランチは会社の皆と楽しく食べたい」という人なら、基本、朝は抜きで、ランチを７００kcal、夕食は６００kcalにするなど。

　忙しくてお昼を食べられない日もあるだろうし、フルコースのランチを食べてしまう日もあると思うので、そこは臨機応変に。とにかくその日一日のトータルカロリー以内になるよう、帳尻を合わせればよいのです。

外食の予定をちゃんと入れたらストレスフリーに

私がここまで太ってしまった原因のひとつはお酒。甘いものより何より、ワインが思うように飲めなくなることが一番「どうしよう〜〜！」と頭を悩ませました。

アルコールは摂取したエネルギーが蓄積されない「エンプティカロリー」ともいわれますが、これは意味をはき違えているだけで、やっぱりお酒は太ります。

ワインは赤白ともに１００㎖約70㎉。といっても、グラスに注ぐと１００㎖では少なすぎて２００㎖くらいは飲んでしまうので、ご飯１杯分とほぼ同じ約１５０㎉くらいとして計算。

なので、家ではご飯を食べないときにたまにグラス１杯飲む程度に控えていたのですが、がまんがストレスになったら元も子もないので、会食ではワインを好きなだけ飲むようにしていました。まさしく私にとっては休肝日じゃなくて動肝日（笑）。

せっかく美味しいワインを飲むのだから、肉より魚のほうがカロリーが低いなんてことは考えず、カロリーも完全無視！　おそらく一緒に食事をしていた人は、私がダイエットしてるなんてみじんも感じなかったと思います（笑）。

「美味しいものは高カロリー」が常識なので、最初は正直「リバウンドするかも」と思っていたのですが——これが意外と平気で、体重の増加もほとんどなかったのです。

いろいろ理由はあると思いますが、ダイエット初期にありがちな、突発的にわき上がる食欲をコントロールするためにも、こういう〝息抜き〟の場をちゃんと作ってあげたことでストレスが軽減できて、結果として普段の食生活のペースが乱れないことにもつながったからではないかと思います。

なので、その後も週1回程度は意識的にレストランに予約を入れるように。和食のほうがヘルシー、なんてことは考えずに、イタリアン、フレンチ、焼き肉、中華、なんでもアリです。

第1章でも書いた通り、普段はお目にかかれない新しい食材や味に出会ったり、ダイエットに役立つ調理法が発見できたりと、外食にはダイエットの知恵がたくさん詰まっているので、恐るるなかれ！

1ヵ月に5kg以上痩せるといいことはない

こうしてカロリー制限だけに集中したところ、2ヵ月で10kg体重が落ちました。

1ヵ月目がマイナス5kg、2ヵ月目もマイナス5kgで、カロリーオーバーの日もあったはずなのに、活動量が多かったのか、かなりのハイペース。なかなかの成果だと思いましたが、実はほとんどの人に気づかれませんでした（笑）。90kg近くもあると、見た目的にはその程度の変化なんですよね。

まあ、それは別として。お話ししてきたように、カロリー表示の見よう見まねというアバウトなカロリー計算で、運動もせず、しかも外食も普通にしていたけれど、ちゃんと痩せられることが自分に証明できたわけです。

でも、ここで喜びすぎてがんばってはいけない！

というのも、あまりに急激に痩せてしまうのはかえってリバウンドしやすいからです。経験上、短期間で出した結果はすぐに元に戻りやすいのは自明の理。

それに加え、医師に「運動しないで1ヵ月に5kg以上痩せると確実に肌がたるむよ！」と注意されていたからです。

太っていた人が痩せると悩むのが、皮膚が伸びて垂れ下がってしまうこと。1ヵ月に5kg以上痩せると脂肪が落ちるスピードに皮膚の縮みが追いつかないらしいのです（運動すれば筋肉がついて皮膚のハリが保たれる）。

実際はそんな兆候は見られなかったのでセーフでしたが、皮がダルダルになるのは避けたい！　そんな意味からも「しめしめ、摂取カロリーを落として一気に痩せてやろう」なんて焦っちゃダメです！

ダイエットにおいて痩せること自体は贅沢な悩みなのですが、10日で体重が一気に2kg減るようなこともあったので、後半はあえて食べる量を増やして、1ヵ月5kg以上痩せないように調整していました。

アイドリング期にやっていたこと
～まとめ～

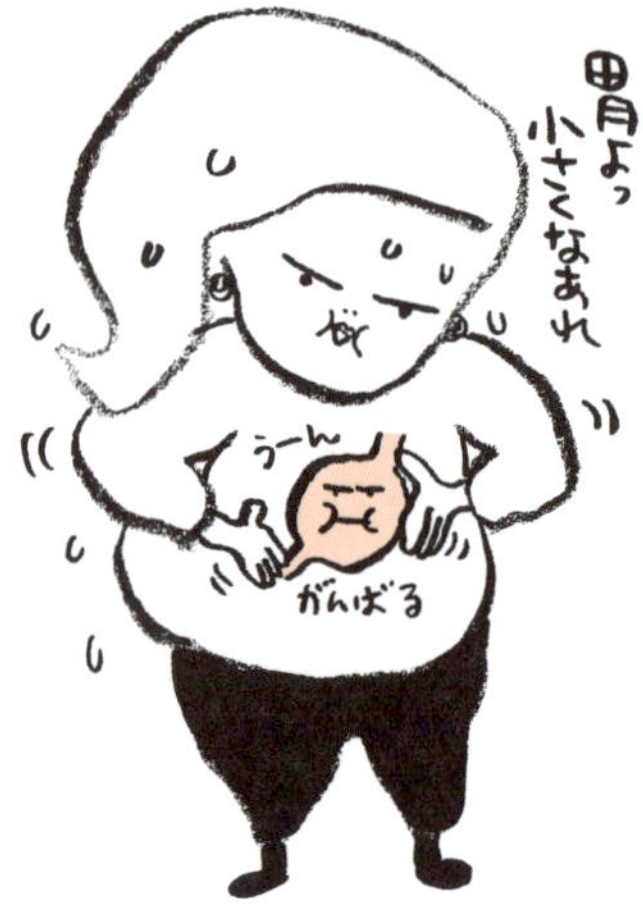

目的

食事量は「これくらい」と体に覚えさせる!

食事量が圧倒的に多いから

具体策

決めた一日の摂取カロリーの範囲で好きなものを食べる

つまり

食事の内容はいまと同じでいい

食事の中身を急に変えると挫折すると学んだから

ワインはやめられないので1杯だけ

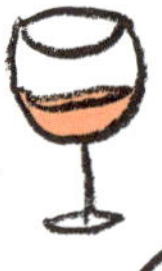

夕 カレー

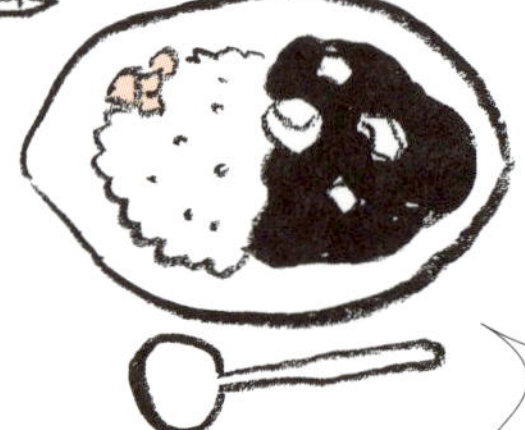

朝 コーヒー&クロワッサン

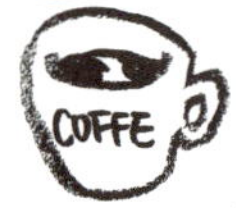

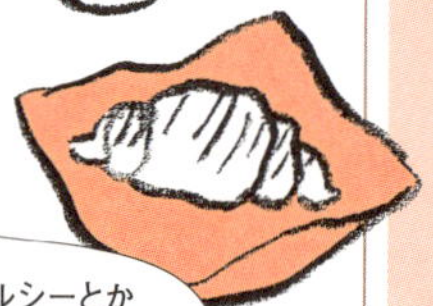

大好きなカレーは……
ルーをやめてカレー粉にし
野菜をすりおろす
作る時間がないときは
低カロリーのレトルトカレーに
きのこを入れてカサ増し

ヘルシーとか栄養バランスとかは考えない

私の場合は朝食300kcal、夕食700kcalくらいを目安に

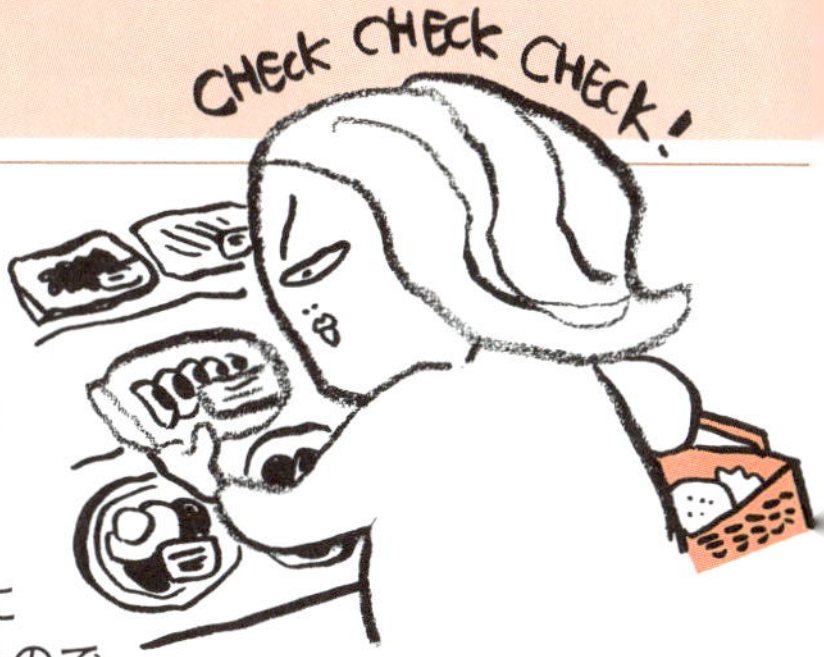
CHECK CHECK CHECK!

カロリー計算はだいたいでOK!

スーパーのお惣菜や食品表示を参考にしてあとは目分量

私の場合は極端にカロリーを減らしたので最初の10日間くらいはちょっとしんどかったが……

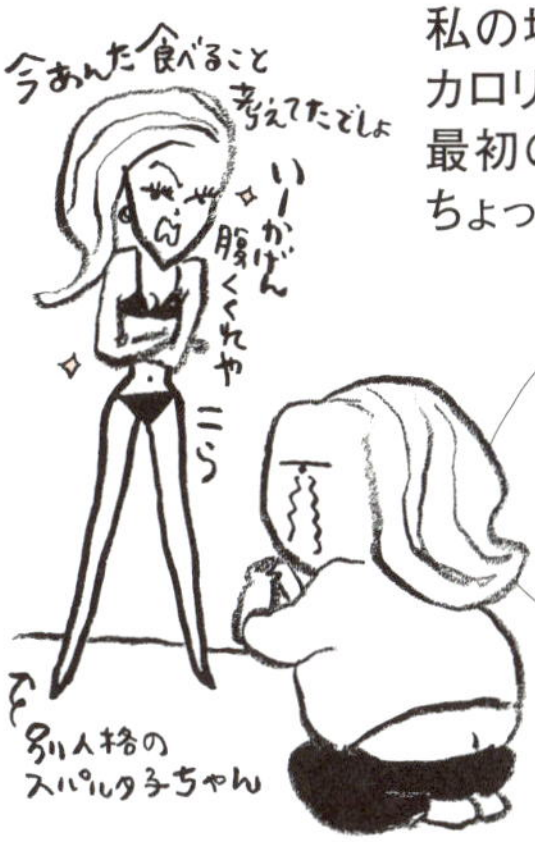
今あんた食べること考えてたでしょ
いーかげん腹くくれや
コラ
別人格のスパルタ子ちゃん

自分を客観的に見ている自分「スパルタ子ちゃん」発動。「ここさえ乗り越えれば痩せる!」と暗示をかけ、わき上がる食欲を食い止めた

ストレス対策に週1の外食でお酒もカロリーも気にせず食べた

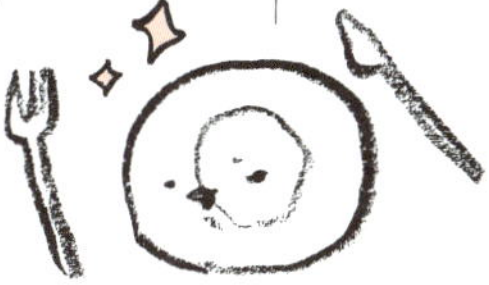

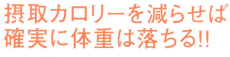

摂取カロリーを減らせば確実に体重は落ちる!!

結果は重要!
モチベーションアップ↗

2ヵ月経つと少ない食事量でも平気に

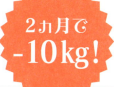

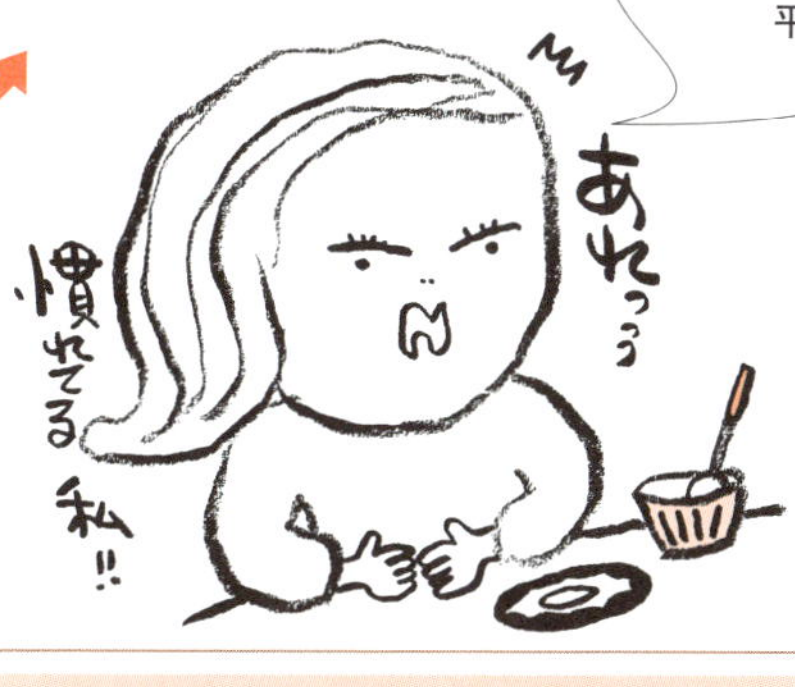
あれっっっ
慣れてる私!!

2ヵ月で-10kg!

セカンドギア期

~3ヵ月目からの食生活~

いろどりよく、足りなかったものをプラス

確実に体重が落ちて自信がついたことと、1000kcalの食事量に慣れたことで、この頃になると食事の内容を考える余裕が生まれてきました。

不思議なもので、食事を減らすという一つの目的が達成できたら、自然と次に進もうという欲が出てきたんですよね。本来、食べることが大好きなので、食べ物への興味は失われないけれど、量より質に目が行くようになり、「レトルトはやめてみようか」「私に足りないものってなんだろう?」と考えるように。

そうなったら頃合い。少しずつ、食べるものや食べ方を変えてみます。

まずはこの2ヵ月の食事の内容を改めて振り返ってみると、いろんなことが見えてきました。私の場合、カロリーの大半をしめるのが炭水化物だったこと。生の野菜や海藻をあまり食べていないこと。全体的に茶色いものが多くて、酸っぱいものが圧倒

的に少ない、ということにも気づきました。なんとなく、このあたりに太る理由がありそう、と思ったわけです。

そこで、一日１０００kcalは守ったまま少しずつ栄養を意識した内容に変えてみました。といっても、そんな難しいことではなく――。

朝はたんぱく質を摂らないと腸の働きが鈍くなると聞き、トーストを半分にして卵やハムなどでたんぱく質を必ずプラス。卵焼き、納豆などの和食もときどき。

夕食は副菜の煮物を生野菜のサラダやもずくの酢の物に替えたり、照り焼きチキンだったのを蒸し鶏にしてトマトソースをかけたり。油を使わずに焼く、煮る、蒸すといった調理法が多くなりました。

大好きなカレーはカラフル野菜をいっぱい入れたキーマカレー風にしたり。お肉は野菜に巻いたり和えたり。豚の生姜焼きはお肉を１枚減らして、そのぶん付け合わせの生野菜を増やすなど、色のバランスを見て足し算引き算をするくらい。

全体的には少し小鉢が増えたイメージです（といってももずくとかお漬物とかで、お酒のあてになるような濃い味のものはなかった）。

ご飯は野菜を入れた炊き込みご飯にしたり、ミートソースのパスタをにんにくの利いた魚介たっぷりのパスタに替えたりして、具だくさんにすることで炭水化物を減らす工夫もしてみました。

すると、翌朝にどよ〜んと疲れが残っていることも少なくなり、胃の調子はすっきりしているし（私は胃腸が異常に弱いので）、肌のくすみやざらつきは消えたし、体が軽い！　これってやっぱり栄養バランスがよくなったせい？　そんな変化を感じ始めたのです。

体によさそうでも試してダメだと思ったものはすぐにやめました。たとえば、発酵食品のキムチは私には辛みが強すぎるし、お腹をこわしやすいこともわかったので、スパルタ子ちゃんと相談して（笑）、「他にも発酵食品はあるんだから、ムリに食べる必要はない」と結論。

海藻を食べるとスルッと快便になる！　とか、ごぼうとかの繊維質が多い野菜は連日食べるとお通じがかえって停滞するとか、食べたもので体の調子がどうなるか？

を見るのがクセになってました。食事の内容は変わっても好きなものばかりなので、これなら続けられそう！　と自然に買う食材も変わりました。

これまではちょっとしか買わなかったサラダ用の野菜も海藻もつねに冷蔵庫に！　太っていたときよりむしろ食材や料理のバリエーションが増えました。

たんぱく質は偉大！　肉を食べると体重が落ちる不思議

1ヵ月約マイナス5kgのペースが続き、自分ではここまでうまくいっていると思っていたわけですが、4ヵ月目くらいに体重の落ち方が今ひとつ悪いな、と感じたことがありました。

10日で1kgくらいは順調に減っていたのが、2週間くらいまったく動かない。いわゆる停滞期ですね。停滞期は減量中に突然やってくるもので、急な変化に対して体が本能的に溜め込みモードになり、消費エネルギーをセーブしたり、栄養の吸収を高めたりするといわれています。ただ、取材を通して停滞期は一時的なもので、いずれは体が慣れて体重が落ちるようになる、とも聞いていたので、ここは焦らずやり過ごそう、くらいに思っていました。

ちょうどそんなとき、会食で焼き肉屋へ。体重が思うように落ちてないことが気がかりで、このときばかりは躊躇《ちゅうちょ》したのですが、それでも「え〜い、食べちゃえ！」といつもと同じようにワインもたっぷり飲み、美味しいお肉をたらふくいただきました。すると、翌朝2kgも体重が減っていたのです！　あんまりびっくりしたのでダイエット仲間の美容ジャーナリストさんに速攻メールしたくらい。

そう、肉は消化にたくさんのエネルギーを使うし、体温も上がるので、内臓のエクササイズになるんですよね。今思うと、無意識にカロリーの高い肉を避けていた気も……。そういうわけで、以来、お肉は私のダイエットの強い味方になったのです。

和食よりもビバ！　イタリアン。ムリなく糖質オフ

ちょうどこの頃、糖質ダイエットが広く注目されてきたこともあって、「そうか、

糖質は炭水化物だけじゃないよね」ということを改めて認識。

同じ糖質を摂るならご飯や麺類のほうが私的には断然満足できるわけで……と考えるうち、茶色いおかずが多かった私の食事も糖質だらけ、と気づきました。

中でも和食。和食はカロリーが低いのでヘルシーと思い込んでいましたが、糖質がかなり高い！ 濃いめの甘辛い味付けが定番だった我が家は煮物や煮付けにも砂糖やみりんがたっぷり。料理がそこまで上手じゃないので素材を活かす系の薄味は自分で作ると味がぼやけてちっとも美味しくないので、どうしても濃いめになってしまうのです。糖質ゼロの砂糖なんかも試しましたが、味が決まらずこれはすぐに却下。

そうこうしてダイエット生活が半年くらい経った頃、私が大好きな食べ物で、しかも糖質が少ないのがイタリアンだと思いついたのです。

サラダや魚のカルパッチョなど、生のものは酵素が摂れるので一石二鳥。味付けはオリーブオイルと塩、バルサミコ酢などで砂糖がほとんどいらないし、おまけに時間も手間もかからなくて調理が簡単。まあ、パスタやパンを食べすぎてしまう危険性はあったものの（笑）、1000kcal生活が染み付いているので難なくクリア。

セカンドギア期の終盤は和食がテーブルに並ぶ回数も少なくなったせいか、糖質がかなり減っていたと思います。

和菓子よりケーキのほうが太らない!?

アイドリング期はカロリーの範囲で甘いものも好きに食べていましたが、この頃になると食べるお菓子を変える工夫もしてみました。

プリンやマシュマロ、麩菓子のように、ふわふわ、トロトロで口の中に入れるとすぐ溶けるものは〝甘い飲みもの〟と一緒ですよね。

一瞬で跡形もなく消えてしまうので、満腹感を感じにくい！　見た目で砂糖の塊とわかるキャンディーなども血糖値を跳ね上げてしまうと知ってからは、なるべく〝噛みごたえのあるもの〟をチョイス。

チョコレートやクッキーならナッツ入りを、ポテトチップスも薄切りじゃなくて厚切り、おせんべいもサクサク系じゃなくて、ボリボリ系（笑）に。のりやごまが入ったものなど、他の食材がミックスされているもののほうが、よく噛むためか、満腹感も違って、食べすぎも防げました。

あと、和菓子のほうが低カロリーではあるのですが、最近のお菓子はなんでもやわらかく小さくできていて、一口でパクッと食べきれてしまうものが多いことにも気づきました。おまんじゅうなんかも1個じゃもの足りなくて、ついもう1個、って手が出ちゃいますよね。それに和菓子は砂糖やもち米などほとんどが糖質。

洋菓子はバターやクリームなど脂肪分が多いのでカロリーが高いわけですが、食べ物で摂る脂質の80％は排出されるか、体の材料として使われるため、脂質よりも糖質のほうが脂肪になりやすいともいわれます。

それに洋菓子のほうがフルーツやナッツが入っていたり、噛みごたえのあるものが多かったりして、お腹いっぱいになりやすい。そのためか、結果的にヘルシーな和菓子よりクリームたっぷりのケーキのほうが食べすぎを抑えられたのです。

おやつは〝ごほうび〟にして、時間をかける

あと、仕事をしながら、会議をしながら、という〝ながら食い〟がダラダラ食べてしまう原因になりそう、と思ったので、お菓子を食べるときは、わざわざデスクから移動して、別のテーブルで食べる、というのもやっていました。

ちゃんとお茶も淹れ直して、食べるぶんだけお菓子をお皿に移す。袋から食べていると全体の量が把握できないので食べすぎちゃうのですが、お皿に移すと、「すごい量だな」ということが一目瞭然なので、これはけっこう効きますよ。

もうひとつは、食事とセットで考えるのも手です。夕食を食べて2〜3時間経つと甘いものが必ず食べたくなる、という人は間をあけず、夕食の最後にデザートとして組み込むほうがいいのです！

食事の後なのでたくさん食べられないし、血糖値も上がりにくい。しかも「今日は甘いものを食べたよ」という満足感があるので、寝る前のつまみ食いを防げました。

小腹対策は食欲を抑えるレモンが効果的

レモンはとてもいいのでおすすめ。レモンには食欲を抑える作用があるので、食べすぎを防ぐのに効果的といわれています。

私も日中の空腹感を抑えるためによくレモンを常温の炭酸水に入れて飲んでいましたが、そのおかげなのか、夜のドカ食いも防げた気がしています。

なので、お菓子のお供にはレモン水やレモンティーを！　食欲を抑える成分はレモンの皮に含まれているので、できれば皮付きのレモンを使うのがベストです。

こんな感じで小腹対策をしていたわけですが、パソコンの前でお菓子を食べる習慣がなくなったことで少しずつお菓子離れが進み、夕食後に甘いものを食べると胃がもたれるように。気がつくと、甘いものを食べない日のほうが多くなっていたのです。

とはいえ、甘いものをゼロにしよう！　なんて無謀な試みはしないほうがよいので、できる範囲で、がお約束ですよ。

セカンドギア期にやっていたこと
～まとめ～

目的

食べているものの内容を見直す!

以前は茶色のおかずと
白い炭水化物が
多かったと気づく

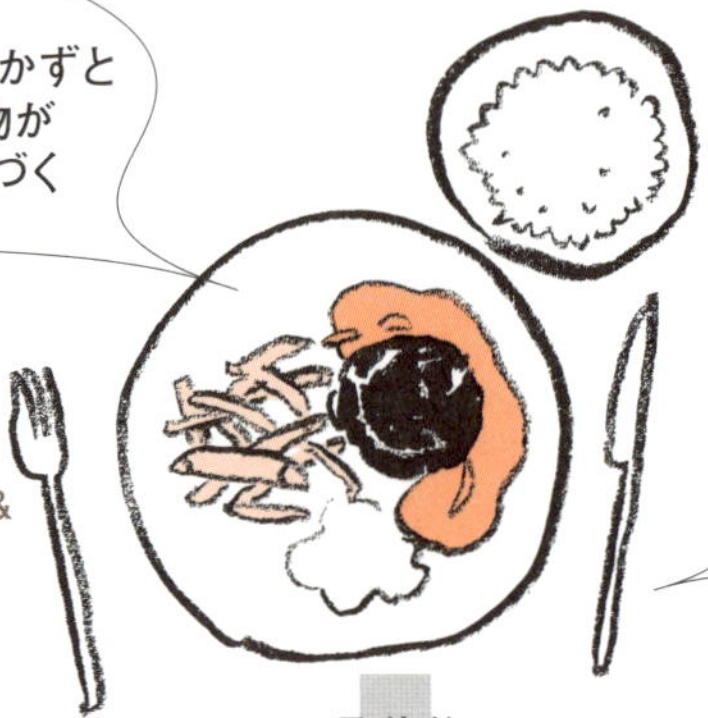

いろどりは?

調理法は

味付けは?

デミグラスハンバーグ&
フライドポテト

美人の食卓は
いろどりも
美しいのだ

具体策

色のバランスを見ながら
ローカロリーの調理法や味付けに

緑、赤、黄色などの
野菜を増やす

豚肉と野菜の
せいろ蒸し

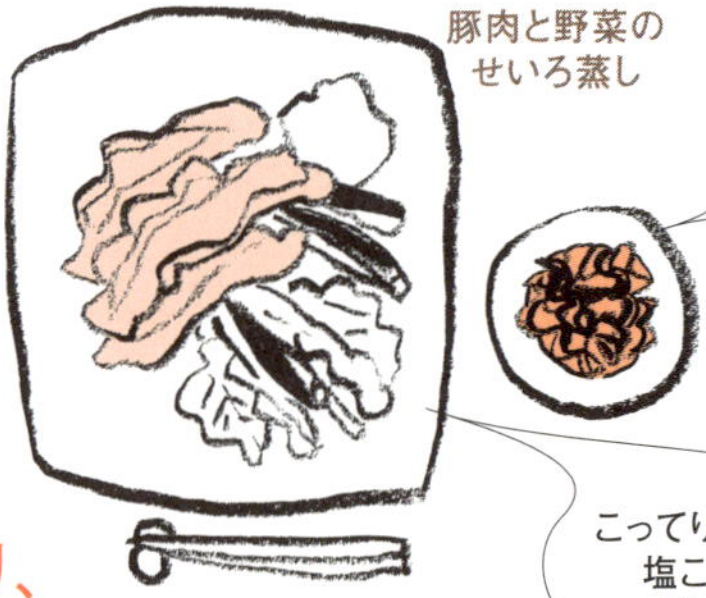

副菜に
海藻を加えたり

もずく酢

肉から出る
油だけで炒める、
蒸すなど調理法で
カロリーオフ

こってりソースを
塩こうじや
ポン酢に

カロリー減になり、
食べる品数が増えても太らない!

この頃に気づいたこと いろいろ

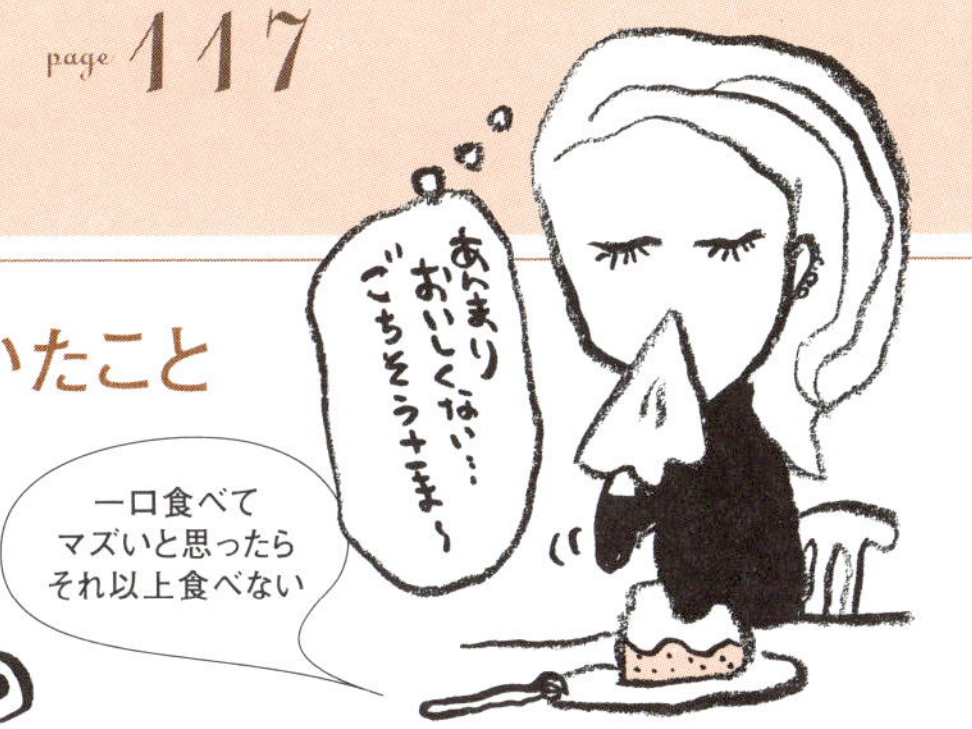
あんまり おいしくない… ごちそうさま〜
一口食べて マズいと思ったら それ以上食べない

1 スタイル美人はマズいものを残す。おデブはマズくても量を食べて満足しようとする

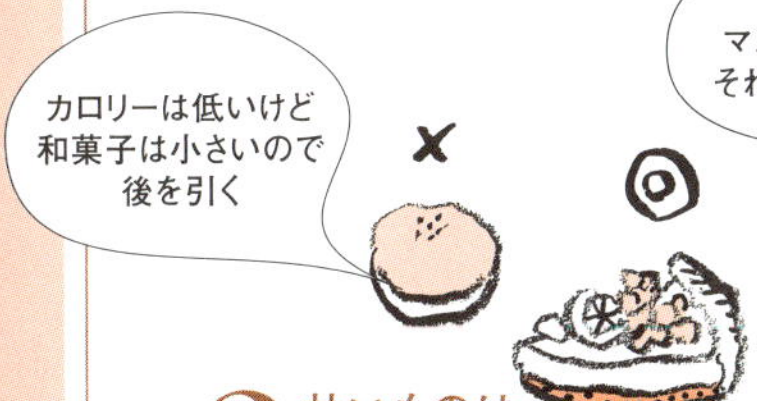
カロリーは低いけど 和菓子は小さいので 後を引く
×
◎

2 甘いものは和菓子よりケーキのほうが食べすぎなくてすむ

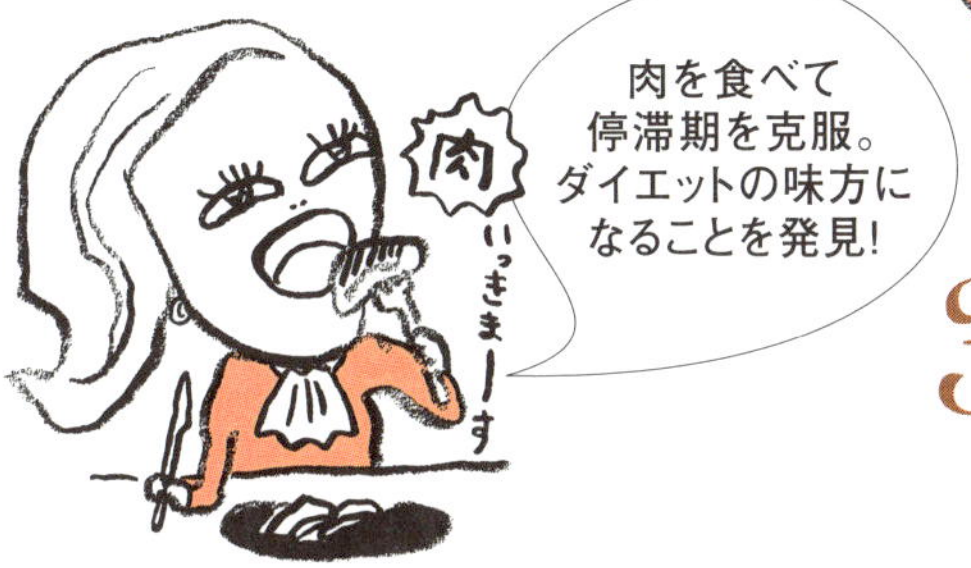
肉
いっきまーす
肉を食べて 停滞期を克服。ダイエットの味方になることを発見!

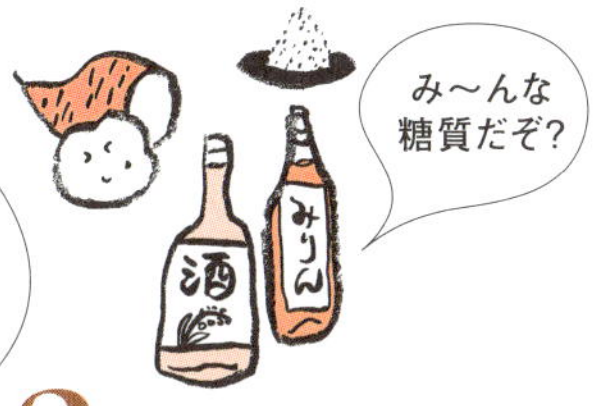
み〜んな 糖質だぞ?
酒
みりん

3 和食はヘルシーそうに見えて意外と糖質が高い

食べるものを変えても カロリーを守れば やっぱり体重は減る!!

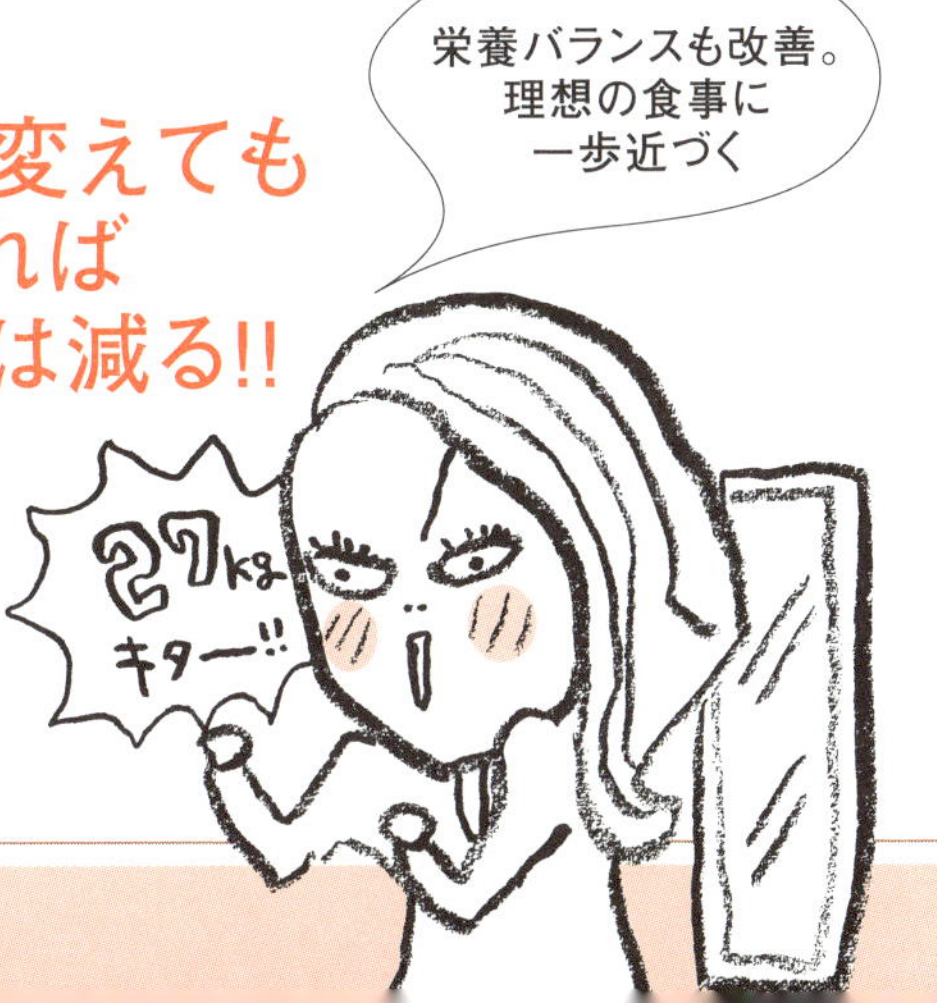
栄養バランスも改善。理想の食事に 一歩近づく
27kg キターー!!

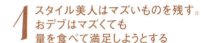

6カ月で -27kg!

トップギア期

~7ヵ月目からは健康を意識していい~

ゴールが見え始めた頃の変化

ダイエットをスタートして半年でマイナス27kg。

食べるものや食べ方を少しずつ変えてきたので、たまにカロリーオーバーしたりしてマイナス3kgのとき、マイナス5kgのときと、月によって減量のペースにばらつきはありましたが、1ヵ月平均4・5kgは着実に落ちた計算です。停滞期も2週間くらいで終わりましたし、「こんなにも落ちるものなの?」と自分でも怖いくらいの順調なペースでした。

肉に埋もれていた鎖骨や膝、あごのラインも15年ぶりにお目見え（笑）。それでもまだ60kg以上あり、見た目に太っている印象が強いのでダイエットは継続しました。

痩せるという意味ではセカンドギア期の食事を続けても問題なさそうだったのですが、そろそろ仕上げの時期と考えたら、食への興味がまた違う方向へ走り始めました。

実は体重が落ちると、太っていた頃よりも省エネモードになります。体重が減っただけで基礎代謝量も減り、消費エネルギー量も少なくなるのです。

つまり、1000kcalの食事量をキープしていても、今までとは体重の落ち幅がゆるやかになり、1ヵ月4・5kg減っていたのが、2kgしか痩せない、ということが起こることが予想できます。だから太っている人より、「あと2kg痩せたい」みたいなスリムな人のほうがダイエットは難しいと感じるんですよね。

私の場合は基礎代謝量もほぼ変わらず、順調に体重は落ちていましたが、老婆心からちょっと心配になったというのが本音。とはいえ、これ以上摂取カロリーを減らすわけにはいかないので、より健康にいい食材などを吟味しつつ食べ方も工夫してみることにしたのです。

「糖質オフ」「生野菜」「たんぱく質」の3つを意識

セカンドギア期の後半にイタリアン的な食事が私には合いそう、ということに気づいてから、心がけたのは、ほどほどの糖質カットと生野菜をたっぷり摂ること、肉や卵などでたんぱく質をしっかり摂ることの3つくらい。

夕食は糖質の多い料理が圧倒的に減って、生野菜のサラダを両手にいっぱいくらいと、脂の少ない赤身の牛肉のタリアータや魚のアクアパッツアのような食事が基本に。サラダはベビーリーフやルッコラなどの濃い緑の野菜が中心で、生ハムや魚介などのたんぱく質を入れることも意識しました。

焼く、蒸す、煮るが中心で揚げ物を自分のために作ることはほとんどなし。イタリアンだと塩、オリーブオイル、バルサミコ酢などで味付けがシンプルですむし、トマトソース、バジルソースも簡単なので手作りして作り置き。市販のソース類などをほとんど使わなくなりました。

たまにアクアパッツァの残りのスープでリゾットやパスタを作ったりしていましたが、こういう食事だと白いご飯が合わないので、お米を食べる機会が減少。糖質カットは結果としてカロリーオフにもつながるし、体脂肪の減るスピードが速い気がしました。

太っていた頃は美味しいパンには目がなくて、一気に2〜3人分のパンを購入するのが当たり前でした。それでも「店内でお召し上がりですか？」なんて聞かれることがあって（汗）、恥ずかしい思いをしてましたが、そんな私がパン屋の前も素通り。

朝食にパンが並ぶことがなくなり、卵と生野菜のサラダだけ、みたいな食事にシフトしていました。この頃はとにかく結果が出るのが面白くて、糖質カットは積極的に取り入れていました。

食品添加物を避けるようになったらお菓子も激減

あと、コンビニに立ち寄ったり、お惣菜を買ってきたりする回数が激減しました。

お惣菜ってちょこちょこ買うと高いし、イタリアンっぽい食事だと調理に手間がかからないし、自分で作ったほうが断然美味しいと思って。

サラダは切るだけだし、肉はさっと炙《あぶ》るくらいでいいし、魚は野菜と一緒にレンジで蒸しちゃえばいいし。そう思うと、意外と面倒じゃなかったのです。

というか、なんだかお弁当とかお惣菜が並んでいても、あんまり美味しそうに見えなくなってきたんですよね。「うわ〜、油っこそう」とか「ケチャップ死ぬほどかかってる〜」とか。昔はあんなに好きだったクセに（笑）。

あと、最初の頃はカロリー表示ばっかり気にしていたのに、ちょっとずつその他の表示にあるジブチルヒドロキシトルエンとか、アセスルファムKとか、カタカナで書かれた長い名前が嫌でも目につくようになったのです。

後に食品添加物については農薬の開発中にできた甘味料があるとか怖い話も知ったのですが、この頃から「加工食品はやっぱりよくないかも」と思うように。

よく見ると、お菓子なんかも大量に添加物が入ってる！　なので、コンビニで買っていたスイーツとかお菓子をやめて、なるべくちょっといい店の手作りスイーツを買うように。そうすると、毎日買うわけにもいかず、必然的に食べる機会が減るので、甘いものをあんまり食べなくなりました。

キッチンから砂糖、マヨネーズ、ドレッシングが消えた

ここまでくると、食事の摂り方も定着してドカ食いの心配もなくなったので、さらにもう一歩踏み込んで、健康的な食や食べ方を模索してみることにしました。

まず見直したのは油です。サラダ油や機能性油脂のような加工された油をやめ、基本はオリーブオイルとごま油に。トランス脂肪酸の悪い油を含むマヨネーズ、ドレッシングなども冷蔵庫から排除。

というのも、トランス脂肪酸は本当に怖い！　「マーガリンは中身もケースもほぼ同じ素材なので、パンにプラスチックを塗っているようなもの」「腸管にへばりついて栄養の吸収を邪魔する」とも聞きました。だからカロリーは高くても、ちゃんとしたバターを使う。さらに煮物などはみりんだけで十分、と砂糖ともサヨウナラ。

どうしてこんなことができたのかというと、イタリアン的食生活をしていたら、自然と味に敏感になったように思うのです。サラダひとつにしても今までは、マヨネーズやドレッシングがないとたくさん食べられなかったのですが、塩、オリーブオイル、レモンだけで十分に美味しいと思うように。

肉の味付けは香味野菜やハーブを活用すれば飽きないし、たれやドレッシングも手作りしたほうが美味しいことに気づき、市販のソース、ケチャップ、たれ、合わせ調味料などが自然とキッチンから消えました。

太っていた頃は、ジャンクなもの、悪い油、味の濃いもの、甘いもの、と何でも手当たり次第に食べていたから、味覚が相当鈍感だったのかもしれませんね。

「生の野菜から食べる」が習慣に

糖質の摂りすぎはよくない、というのはもうみなさんもよくご存じですよね。血糖値の急激な上昇がインスリンの過剰分泌を促して、余った糖を脂肪に変えるため、太りやすくなるからです。

そこで、血糖値を急激に上げないために有効なのが食事の最初に野菜を食べること。野菜に含まれる食物繊維が糖分の吸収を抑えるから、といわれています。

これはいろいろな実験からわかっていて、以前テレビの番組でも検証していました。トーストと卵とソーセージという定番の朝食の最初に、ひとつかみくらいの付け合わせのキャベツを食べただけで、朝食後はもちろん、お昼に丼ものをいきなり食べても食後の血糖値がゆるやかだったのです。同じメニューで、パンを一口かじって、卵やソーセージを食べて、というふうに食事をしていた人は、食後にどん！　と血糖値が跳ね上がっていました。ひとつかみのキャベツでそんな効果があるとは！

もちろん、この食べ方で体重が落ちるわけではないけれど、なにしろ食べる順番を変えるだけなので、やってみる価値はありそう！　と、これは今も習慣になっています。ちなみに生の野菜→スープ→たんぱく質→炭水化物の順番がよいとされていますが、白いご飯だけ最後に食べる、みたいな食べ方だと一気に食事がつまらなくなるので、私は「サラダを３～４口先に食べる」だけ実践。

また、火を通した野菜より、生の野菜のほうが、肉と同じように消化にエネルギーを使うんですよね。酵素も摂れるし、生の野菜にはいいことがいっぱい！　というわけでサラダは今でも毎食、モリモリ食べています。

サラダといってもポテトサラダやマカロニサラダのようなものではなく、両手に山盛りくらいの量の生の葉野菜が基本。クレソン、トマト、アボカド、にんじん、卵、海藻の他、ハーブチキン、鯛、たこなどの肉や魚介を入れることも。味付けは塩、レモン、オリーブオイル、バルサミコ酢などで十分美味しいです。春菊のサラダのような和風のときは、ねぎやみょうがなどの薬味をたっぷり使い、梅干しやこんぶなどで塩気を足してごま油を回しかけるだけでも美味。〝おかずサラダ〟にすると、最初に食べることで満腹感も得られるので、食べすぎも防げました。

ちなみに、相変わらず美容効果が人気のアボカドやナッツは力、カロリーが高いんです！　最初、アボカドを丸ごと1個サラダに入れたりしていたのですが、ちょい待った！　と、出番の少なくなったスパルタ子ちゃんが久しぶりに登場。おお、お元気でしたか。「じゃなくて、アボカドは森のバターって呼ばれるの知ってるよね？」

と。調べてみるとなんと1個２００kcal前後もあるじゃないですか！　バナナ２本以上って……。

うっかり野菜の部類に入れてしまっていて、アボカドはフルーツであることを失念しておりました。「ナッツもついでに調べてよね」とスパルタ子ちゃんからご指示が。ピーナッツもアーモンドも１００g約６００kcalとハイカロリーなので、食べすぎは要注意ですね。

肉や野菜はなるべく塊で調理する

この頃になると、ひき肉や小間切れ肉よりも塊肉を使うメニューが増えました。ひき肉は脂が意外と多いし、つなぎに小麦粉やパン粉を使ったりするのでカロリーが高くなりがちですよね。もも肉やヒレ肉のほうがたくさん噛むことで食べごたえがあるし、お肉のうまみがしっかり感じられます。なので、塊のまま牛もも肉をオーブンでローストして、トリュフ塩やゆずこしょう、マスタード、オリーブオイルなどで食べたり、豚のヒレ肉を焼いて、生野菜と一緒にみそにごまを合わせたソースで食べたり。

野菜も大きなまま蒸すのが気に入っています。塊で調理するほうが味がいいし、もちろん食べごたえもあるし、細かく切って茹でたりするより栄養素もしっかり摂れますよね。白身の魚や牛肉の薄切りをのせて蒸し、マスタードを入れたごまだれやバジルソースなどで食べるとそれだけで立派なごちそうになってお腹いっぱいに。

外食でも、ハンバーグじゃなくてステーキ、点心じゃなくてヒレ肉の炒め物、というふうに選ぶものも変わってきました。

ヘルシーそうなものはヘルシーじゃないこともある

体にいい食べ物を特集するような雑誌の企画もこの頃増えていたので、取材してよさそうと思ったことを試すときも。

たとえば、モデルから女優から誰もがやっていてブームになったグリーンスムージー。いまやすでに懐かしい感じさえしますが（笑）。生の野菜やフルーツは酵素も摂れるし、緑の濃い野菜はデトックスにもなるし、確かに体によさそうかも！　と、手軽に摂れるサラダみたいな感覚で毎朝取り入れてみたのですが……あっという間に体重が増加。

アイドリング期の頃は朝フルーツもよくやっていたのですが、酸っぱいフルーツならまだしも、甘いフルーツは糖分が多いし、カロリーも高い。しかもフルーツの果糖は中性脂肪を増やすと聞いて、すぐにやめました。

この他、取材などを通して蜂蜜とか、豆乳とか、野菜ジュースとか、ヘルシーそうなものの中にはヘルシーじゃないものも多い、ということも知りました。ヨーグルト、納豆、牛乳などもお腹の調子が悪くなるので私には合わないみたい。なので、大好きで摂っていた納豆もパス。どんなに体にいいものでも、食べた後に自分の体をちゃんと観察してふるいにかけることが大事ですね〜。

ついにダイエットの終焉へ

というわけで、食卓に並ぶものの顔ぶれはかなり変わりましたが、誰もがご存じのことばかりで特別すごいことをしているワケでもなく。こんな感じで1000kcal生活を続けまして、ついに10ヵ月でマイナス35kgに到達しました。

普通は体重が減ってくると痩せにくくなるものですが、後半になっても痩せるスピードが落ちなかったのには自分でもびっくり。

もちろん運動はしていませんが、かといって活動量も変わっていないので、消費カロリーが増えたわけじゃない。そうなると後半の勝因は、やっぱり食事を変えたことが大きかった？　と思うのです。

で、服のサイズは21号から9号に。「大きなサイズの服」は全部リサイクルに出して処分しました。あれほど敷居が高かったセレクトショップにも行きましたとも！

「タイトスカートはブカブカに見えると格好悪いから、1サイズ下のほうがいいわね」なんていわれて涙が出るほど嬉しかったです。まさかこんな日がくるなんて……。

普通の人なら当たり前のことがいちいち嬉しくて「痩せてよかった。ダイエットスイッチさん、ここまでもってくれてありがとう！」という感じでした。

前に履いていた靴もブカブカになるほど体は全体的に縮小しましたが、胃袋もかなりサイズダウンした印象。一度にたくさん食べられなくなり、この私がレストランでメインの料理までたどり着けなかったり、デザートを残すまでに……。翌日も食欲が復活せず、会食にいくとかえって体重が落ちる、みたいなことも起きました。

食事の仕方も安定し、見た目にも十分普通の人になったので（笑）、この段階で一応ダイエットはやめることにして１０００kcal生活は終了しました。でも「終わったから好きなものがいっぱい食べられる！」みたいな気持ちは起きませんでした。あれ？ダイエットスイッチのおまじない効果は消えたはずなのに……。

そういえば、ダイエット中も好きなものだけ食べていたし、今は量にも十分満足できているのでもっと食べたい欲求がないのかも――というわけで、15年も苦しんだダイエットの悩みから、ついに解放されることとなりました。

トップギア期にやっていたこと
~まとめ~

目的

太らない自分流の食べ方を習慣づける

油は?	いい油を選ぶ。 ○……オリーブオイル、ごま油 ×……マーガリン、加工油
調味料は?	マヨネーズやドレッシングは 高カロリーで悪い油や糖質がいっぱい
食材は?	食べて体の調子を確かめる

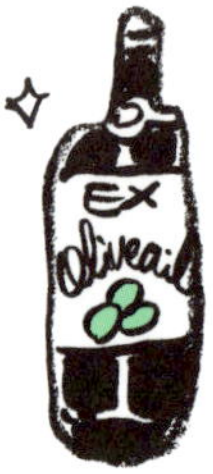

具体策

たんぱく質、脂質、糖質を柱にビタミンやミネラルをバランスよく摂る工夫を

野菜 or 海藻スープ

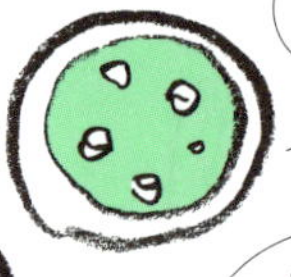

スープはビタミン&ミネラル補給にうってつけ

イタリアン的食事が私に合うと気づく

イタリアンって調理も簡単なのだ。切るだけ、焼くだけ

生野菜サラダ&牛肉のタリアータ

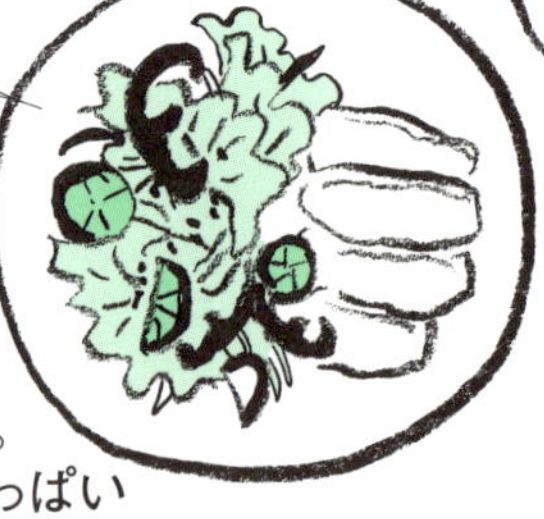

糖質もやっぱり必要だと後になって気づいた

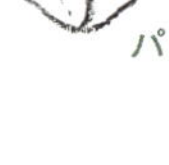

パン

血糖値をあげないように生野菜から食べる。サラダは両手にいっぱい

体によさそうでも嫌いなものは食べない、が鉄則

ヘルシーに
惑わされないのが大事!

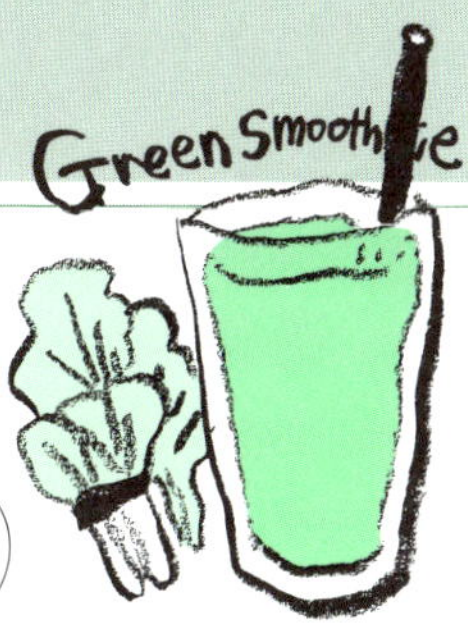
Green smoothie

フルーツ大量だと
ハンバーガーなみの
カロリー

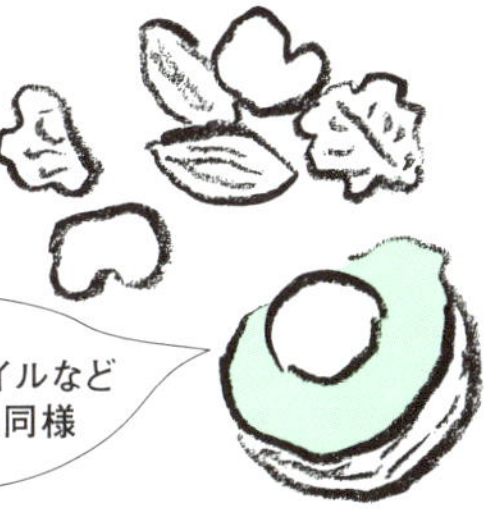

オリーブオイルなど
いい油も同様

1 はちみつや甘い果物たっぷりの
スムージーは
ちっともヘルシーじゃない

2 流行のナッツやアボカドは
食べすぎ注意!
カロリーが高いのだ!

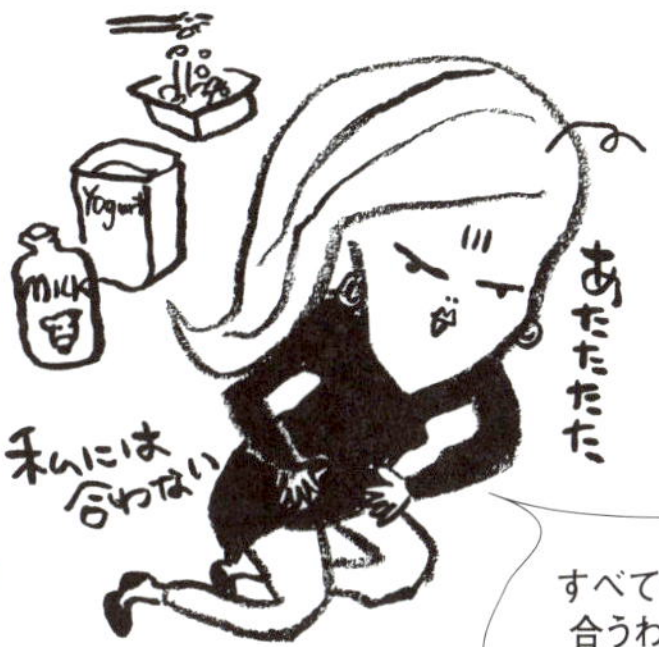
Yogurt
MILK
あたたたた
私には
合わない

3 相性のいい
食べ物は人それぞれ。
私はヨーグルト、納豆、
牛乳などがNG食材。
お腹の調子が悪くなる

すべての人に
合うわけじゃ
ないんすね

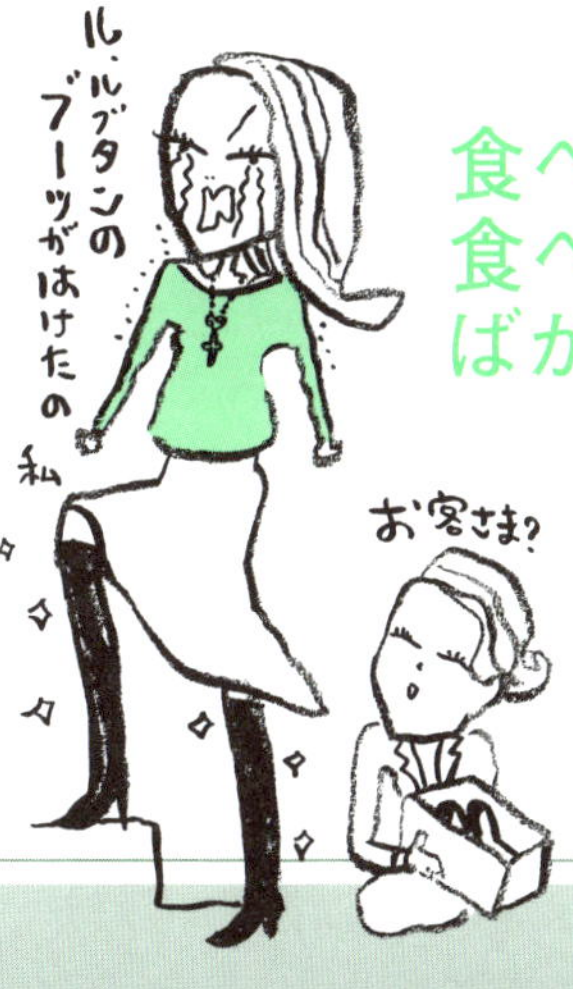
ル・ルブタンの
ブーツがはけたの
私
お客さま?

食べ方が安定。スタート時と
食べ方は一変! でも好きなもの
ばかりなのでストレスゼロ!!

ついに
-35kg、
53kg
に到達!!

過食を防ぐストレス解消法を見つける!

そもそも過食に走ってしまうのは、仕事や人間関係などのストレスを食べ物で発散しているからだそうです。なので、食べること以外のストレス発散法を見つけないと根本的な解決にならない。というわけで私がいろいろ取材した中で、簡単でこれはよい！　と実践している方法をちらりとご紹介してみます。

気分がもやもやしたら、寝る前に悩みをノートに書き出す

これはメンタルトレーナーのアスリートの方から教わった方法。寝る前に思い切りネガティブになって、今悩んでいること、頭にきたことなどをすべてノートに書き出すというもの。ポジティブとか前向きな気持ちは大切ですが、悩みをなくすには筋道を立てて対処する「問題解決能力」が必要なので、「悩んでもしかたない」「ま、いっか」「元気出そう！」なんていう楽天的な発想は問題を先延ばしにするだけで、かえってよくないのだそう。実際、ノートに書き出すと問題が浮き彫りになって気持ちが切り替わるので、ゆっくり眠れるようにもなりました。

歩行禅

脳科学者の茂木健一郎さんに聞いた方法。禅とあるように、頭の中を空っぽにして無の境地でひたすら歩く、というものです。適度な刺激のモードにすることで、さまざまな脳のひずみが解消されるとのこと。ぼんやり歩くのがポイントだそうで、音楽を聴いたり、視覚に強い刺激を与えたりするのはよろしくないので、歩き慣れた道がおすすめとか。近くのコンビニまでとか、１駅手前で降りて歩く程度でOK。私も原稿が煮詰まったときによくやっていますが、とてもいい気分転換になりますよ。

ごはんを食べるなら知らない街で

これは食べることに入ってしまいますが、知らない人や場所の中に身を置く、というのも適度な刺激になっていいストレス解消になるんだそうです。しかも休日じゃなくて忙しく働いている平日に、というのがミソ。たとえば電車に乗って20分以上かかる、行ったことがない街にごはんを食べに行く。知らない街は空気感も人も新鮮で、知り合いに会う可能性もないので、ものすごく解放感があります。せっかくなら地元の人しか知らないようなディープな店で、食べたことがないものに挑戦してみては？

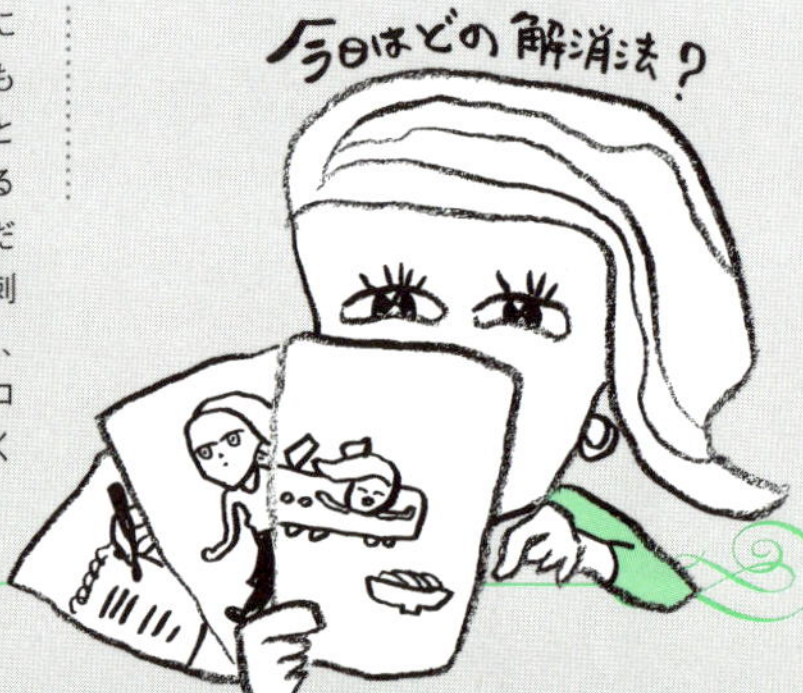

第4章

～ダイエットのその後～

－35kg達成した後もキープできてるワケ

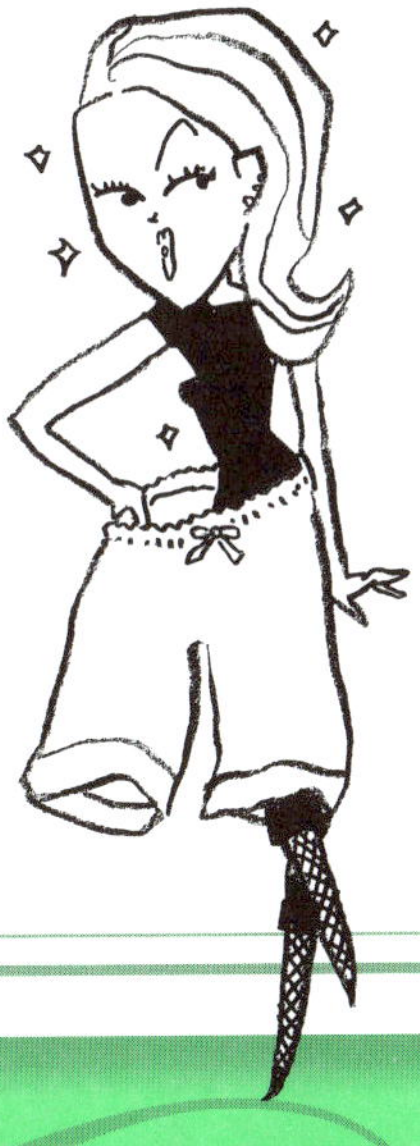

−35kg達成した後もキープできてるワケ

～ダイエットのその後～

甘いものが〝別腹〟じゃなくなった？

さて、1000kcal生活を終えたその後のお話ですが――。

ダイエット後から現在も朝と夜の2食が基本。一瞬、3食に戻してみたものの、お昼を食べると夕食時にあまり食欲がわかなくて、夕飯のメニューを考える楽しみも半減したし、食事のリズムが乱れそうだったので、私にはお昼は必要ないと勝手に判断。

家での食事の変化は、朝食にたま～にパンを食べるようになったのと、スープや副菜の品数が少し増えたこと、メインのお肉などの量が若干増えた程度。ダイエット中に好きなものを食べていたおかげで、食事の内容はほぼ変わっていません。

あと、夕食時のワインは解禁しましたが（笑）、1～2杯を飲んだり、飲まなかったりするくらいで、外食以外で飲みすぎることはほとんどないですね。

また、カロリー制限して食べているわけではないですが、ダイエット中に体に叩き込まれたカロリー計算はもはやクセみたいになっていて、無意識に一日のトータルカロリーを頭の中でざっくり計算してることも（笑）。

私の場合は一日１５００〜１７００kcalの摂取カロリー量を目安にすると今の体重をキープできる計算になるので（適正カロリーといいます）、「今日は２０００kcalくらいいっちゃったな」と思ったら翌日の朝食を抜いたり、ご飯を抜いたりしてカロリーを調整するようにしています（ちなみに自分の「適正カロリー」はネットで調べられます。身長、体重、年齢などを入力するだけで簡単にわかるので、知りたい人は検索してみてください）。

もちろん、会食が続く日もありますが、ダラダラ後回しにするとよくない気がするので、２〜３日の間のできるだけ早いタイミングで調整。

でも、キープできてるのは、胃が小さくなったことで太っていた頃のようには量が食べられない！　というのが大きい気がします。

以前は、デパ地下に行くと1回で7000〜8000円くらいお惣菜やら甘いものを購入していた私（それでもあっという間に食べ尽くしていた）。で、ダイエットが終わったあるとき、5000円くらいする高級ロールケーキを買ってみたんです。

頭の片隅には「ロールケーキがあるぞ！」ってわかっているものの、いざ夕食を食べるとお腹いっぱいになって入らない！　翌日の日中はすっかり忘れてしまって、「今日こそ夕食後のデザートにしよう」と思っていたのに、やっぱり夕食を食べちゃうとムリ。そうこうするうちに賞味期限が切れて、5000円がそっくりゴミ箱にいきました。ああ、なんてもったいない……。

おまけに胃腸の弱い私は無理して食べるとすぐ胃がもたれたりお腹をこわしたりしやすい。昔は食い意地がはっていたので、胃腸薬を飲みながら食べていたような生活だったんですが（笑）、そういう無理も利かなくなって、「私はもう昔みたいには食べられないんだな」と悟りました。それ以来、「どうせ食べきれない」と思うと必要以上に食べ物を買わなくなったのです。

で、なんとなく気づいたのですが、今もダイエットスイッチが完全にはオフになっていないのかも？　と思うことがあるのです。今のスイッチは「痩せる行き」ではなく、「あの頃に戻りたくない行き」に、行き先を変更したみたいな感じ。

その証拠にたまに高カロリーの食事に偏ったり、欲張って食べ物を買おうとすると、スパルタ子ちゃんから「ちょいちょい、またやっちゃってませんか〜？」との声が聞こえてブレーキがかかるんです！

リバウンドする人、しない人

ダイエットが終わって約5年になりますが、大きなリバウンドはなく、体重もほぼキープ。今はカロリー制限していないので1〜2kg増えることがたまにありますが、体重計に乗らなくてもだいたいの体重がわかる（笑）。

なので前述のように「ちょっと増えたな」と感じたらすぐ食事を調整して元に戻すようにしているので、大きくリバウンドしないのです。

ただ、私がリバウンドしない一番の理由は、やはりダイエット中に身についた食事がそのままダイエット後も継続できていることじゃないかと思います。

リバウンドする人はたいていの場合、ダイエット中だけ食べたいものをがまんしていることが多いので、目標体重に達した途端に気分が解放されて、たちまち太っていた頃の食事に戻ってしまう。あるいはダイエットの達成感だけに満足してしまい、「で、この後どうするんだっけ？」と目標を見失ってしまうパターン。だからダイエットは目標達成したらそれで終わりじゃない。むしろ、ダイエットが終わった後が肝心なんですよね。

とにかく痩せる！　と山頂を目指す気持ちで始めることの多いダイエットですが、最終到達点はリバウンドの心配なく、痩せたままの体重や体型をキープできること。

それには、ストレスを溜めないように好きなものを食べながら、1品ずつ減らしたり、必要なものを足したりしながら体の声を聞き、少しずつ自分流の健康的で太らない食事を完成させていくというステップが必要だったんですよね。

何度もいうように、残念ながら長年染み付いた食事の習慣は急には変えられないので、若い頃と同じような短期集中型の発想や勢いだけのダイエットでは、リバウンドゼロの本当の頂上には行けないのです。

そういう意味で、以前は一日でも早く痩せたくてもがいてきた私が、今回ばかりは「長い戦いになるだろうな」と腹をくくって、○○kg痩せる、いつまでに痩せる、という具体的な数字のゴール地点をあえて決めず、結果を急がなかったことが功を奏したように思います。

「10ヵ月なんて驚異的なスピード！」と驚かれることもありますが、あくまでそれは結果であって、私自身は、じわじわ、ゆっくり、でも一歩ずつ着実にという亀の歩みのような心持ち。

逆に考えると、何をしても痩せられなかった私に足りなかったのは、〝時間〟とか〝余裕〟だったのかもしれないな、とつくづく思うのです。

痩せると自分の体に興味が持てる

体重計に乗らなくてもだいたい今の体重がわかる、というのは、ひとつは鏡をよく見るようになったから。太っていた頃は、醜い自分の姿を鏡で見るのがとてもイヤで、体を鏡でチェックする習慣がなかったのです。写真を撮られるのも極力避けていたので、旅行のときの写真は風景と食べ物ばっかりで（笑）。

そのせいで、私は気づかないうちに10年以上かけてじわじわ太ってしまったわけですが、痩せてからというもの、鏡を見ることがすっかりクセに。

というのも、ダイエット中に食べた後の体や肌の変化を観察しているうちに、自然と体をチェックする習慣がついてしまったんです。自分の体に興味を持つようになった、と言い換えてもいいかもしれません。

なので、いつもの服と見え方が違うなとか、パンツのウエストの位置がしっくりこないなとか、体の動きがちょっと鈍いなとか、そういう微妙な変化も感じ取れるようになった結果、1kgくらいの体重の変化までおおよそわかるようになったのです。

「自分を客観的に観察できる人は太らない」ってよくいいますけど、本当にその通り！　嬉しいおまけの習慣が身につきました。

やっぱり糖質は必要かも

体重は落ちたけれど、皮下脂肪はまだついているので、ダイエットを終えた後、糖質制限にハマっていた時期がありました。パン、ご飯、麺類を一切やめ、糖質の高い芋類、根菜などの野菜、甘いもの、砂糖の入っている食材もギリギリまでカット。

すると、面白いように体脂肪が減っていったのです。糖質制限ってすごい！　そんなふうに思ってしばらく続けていたのですが――あれ？　なんとなく体調がよろしくない。とにかく体が冷えて冷えてたまらず、疲れやだるさも感じるようになりました。

最初は「断熱材の役目をしていた脂肪が少なくなったから？」といい意味に捉え、

筋肉を増やせば大丈夫かも、と運動もしてみたのですが、短期間に筋肉がそこまでつくはずもなく、なんだかげっそりして顔色も悪いし、眠りまで浅くなって……。

後から専門家に聞いた話ですが、糖質のかわりに脂肪をエネルギーに変えるというのは体にとってよりエネルギーを使う大変な作業。だからこそダイエットにいいわけですが、その反面、手間がかかって燃やすまでに時間がかかるのだそうで、疲れやだるさが出やすくなるとのことでした。

また、脂肪を燃やすにはビタミンなどを大量に消費するので、栄養が足りなくなり、かえって熱を作りにくくなるとも聞きました。〝火種〟になる糖質も多少は必要かも——そんなふうにも思い、糖質ゼロ生活にはピリオドを打ちました。

〝オイル神話〟を妄信してはいけない

最近、体にいい油をたくさん摂ろう！　みたいな風潮があって、油のカロリーは気にするなという専門家までいたりして。こってり好きのおデブにとっては救いの神が降りたみたいに思えるので（笑）、いい油をまるで免罪符のように思ってダイエット中もめちゃくちゃに摂っている人は多いですよね。でも、残念ながらどんな油も摂りすぎはやっぱりダイエットの大敵です。

まず、いい油と悪い油の違いを整理すると――悪い油とは、加熱したり古くなったりして酸化した油、トランス脂肪酸が含まれている油や精製された油のこと。マーガリン、植物油脂、健康油のほか、お店で売っているお惣菜や、あらゆる加工食品にもこういった悪い油がたくさん隠れていて、ダイエットやアンチエイジングの大敵だといわれています。

一方、いい油はEPAやDHAなどオメガ3系の油や、熱を加えずに抽出したオリーブオイル、ごま油など。抗酸化や悪玉コレステロールを減らすなど、美容や健康に役立つ油のことですよね。油は体の細胞を作るのに欠かせないので、だからこそダイエット中も油抜きはダメ、というのが今の常識なわけです。

でも、いい油も悪い油もカロリーは一緒。以前、若い子が「いい油を足せばチャラになる」といって、お弁当のから揚げにオリーブオイルをドボドボかけているのを見て……引きました（笑）。だって、糖質は１g４kcalに対して脂質は１g９kcalと、油は砂糖の倍以上のカロリーがあるんです！

今やいい油の代表選手であるオメガ３にしても、動脈硬化を防いだり、悪玉コレステロール値や中性脂肪を下げたりする効果が注目される一方で、酸化しやすいという弱点があり、１００℃以上になると成分が壊れてしまいます。なので、えごま油や亜麻仁油を炒め物や揚げ物に使ったりするのはもちろん、開封して長く放置したりするのもよくないのです。

それに、普段何気なく口にしているお菓子や加工食品、調味料などのあらゆるものに油は使われていますが――いい油を推奨している専門家の方たちは、そういう食べ物を本当に口にしないし、糖質をほとんど摂らない人も多いんです（糖質制限している人は糖質のかわりに油をしっかり摂ってカロリー補給しないといけない）。

だから、炭水化物も加工食品もいっぱい摂っている人がそういう人と同レベルで油を摂ることを考えてはダメ。何かの油を減らさない限り、油を多く摂ればカロリー過多になるだけです。

もちろん、口に入れるものだから、私も絶対いい油のほうがいいけれど、いい油ならたくさん摂っても太らないというわけじゃない。そのことを知っておかないと、せっかくの高価な油が太る食べ物になってしまいますよ。

どこまで痩せるか？　は肌と要相談

第３章で１ヵ月に５kg以上痩せると肌のたるみが心配、というお話をしましたが、実はダイエットが終わった後に、あえて体重を少し戻しました。

たまたま婦人科系や腸の病気が重なり（ダイエットが原因ではない）、きちんとした食事ができなかったこともあって、一時49kgまで体重が減ってしまいました。

１５７cmという私の身長を考えれば決して痩せすぎではないし、若い頃ならむしろ喜んだかもしれませんが――頬がこけて目は落ちくぼんで、首もシワっぽくなるし、とにかくパッと見の印象がげっそりして不健康そうにしか見えない！

病気は治っているのに、心配そうなまわりの人の目も痛くて、「ちょっとふっくらしていくらいのほうが私らしいな」と思ったのです。もともとモデル体型を目指していたわけでもないし（笑）。

以前、ある女性誌の編集長が「年齢を重ねたら、ある程度の脂肪は絶対必要よね」とおっしゃっていたことを思い出しました。痩せすぎはギスギスして幸せそうに見えないし、脂肪があるからこそ肌にふっくらとしたハリが出る。ボディラインもなめらかでやわらかい印象を作れる、と。確かにその通りで、スリムならいいのではなく、痩せてなおかつ健康的に見える、というのが必須ですよね。

だから、大人のダイエットの目標は、何kg痩せるという数字ではなく、自分らしいと思える見た目や肌の印象で決めるのがきっと正解。

体調にもほぼ変化なし！

カロリー制限すると「便秘にならない？」など、体調が心配という人もいるかもしれませんよね。確かにダイエットをすると便秘になる、という話はよく聞きます。

でも、もともと便秘じゃない人がダイエットで便秘になるのは、食べる量が減ることで便のカサが今までより減るから、というのが大きいそう。

とはいえ、太っている人はやはり食事量を減らす必要があるわけで、便秘になるのがイヤで食事量を減らさない、というのは本末転倒じゃないかと思います。鶏と卵のような話になってしまいますが、食事量が減ってもそれが安定してくれば、体の変化に合わせてお通じのリズムも整ってくると思いますし、実際、私はかなり急激に食事量を減らしたにもかかわらず、ダイエット中に便秘になったりしませんでした。

あるドクターに聞いたところ、便秘の人は太りやすいので、たしかに便秘を解消することで痩せやすくなります。でも、便秘のせいだけで何十kgも太る人はいないので、もともと便秘の人は、ダイエットとは別にきちんと治療して解決する必要があるとのことでした。

もちろん、栄養バランスの悪い食事を長期間続けるのはよくないと思います。私の場合も、食事量に慣れた3ヵ月目からは少しずつ栄養を見直したので、ひどい便秘にならなかったのかもしれません。

結局、「腹八分目」がいちばんよくない

私のダイエットは、好きなものを食べながらカロリー制限できっちり体重を減らしつつ、少～しずつ太りにくい食生活にシフトしていく、という方法ですが、終わってみて、好きなものを食べるという満足感はすごく重要だと改めて実感しました。

非日常的なダイエット食で急いで結果を出したとしても、普段の食事に戻した途端にリバウンド。それに、「あ～あ、ダイエット中なのにまたケーキ食べちゃったよ」なんて自分にダメ出しをするのは気が滅入るだけですよね。

好きなものも食べられず、毎食量もちょびっとで、なにもかも全部が「腹八分目」だと脳はいつまで経っても満足できません。かえって食べ物のことばかり考えるようになって、いつかは食欲が爆発してしまう……。

だから、ダイエットは「腹八分目」じゃなくて「腹十分目」発想で！　好きなものを食べ、一日1回は量もしっかり食べてお腹も脳も十分満足してもらう。満腹感が得

られないダイエットを繰り返しても結局は挫折する可能性が高い気がするのです。

意識しなくても体が勝手に調整してくれるように

ダイエットが終わってからしばらくは、食に関するいろんな情報を仕込んだこともあって、前述のようにシビアに糖質制限してみたり、大豆製品や加工食品を一切口にしなかったり（そうすると本当に食べるものがない！）と、かなりストイックに自分を追い込んでいたような時期もありました。いったい、どんな高みを目指していたんでしょうかね、私（笑）。でも、本来はものぐさな人間だし、実生活にそぐわないことや、しんどいことはやっぱり続かない。

いろんな食を試して、私なりにあれはダメ、これはいい、と取捨選択してきたわけですが、結果として「ほどほどにいい感じに落ち着いた」というのが本音です。

時間がないときはデパ地下のお惣菜ですませることもあるし（ダイエット中は寄りつかなかった）、たまには揚げ物も食べています。一時は避けていた和食の煮物も

（砂糖は使わないでみりんだけですが）、炭水化物も控えめながら食べたいときは食べています。

ただ、これは食事が元に戻ってしまったのではなく、むしろ太らない食事の習慣がすっかり定着した証だと思っています。「なにも意識しなくても太らない」というのが目指す目標だったのですから、私としては大満足。

いちばん変わったのは、自分にとってムダなものを本当に口にしなくなったことです。

今思うと、以前の私はわざわざお金を払って脂肪を買っていたようなものだったんですよね（笑）。

もちろん、食べすぎたり、食べるものが偏ったりすることもありますが、マズいな、というときは体が勝手に調整しているのか、ときどき、無意識にサラダをむさぼっている自分に気づくことがあったりして（笑）。

でも、そんなふうに特別に意識しなくてもうまく調整できるようになったことがリバウンドしない自信につながっているのじゃないか？　と思うのです。

ルブタンのロングブーツが履けた喜び

太ってしまうと増えるのはお腹や二の腕や顔の肉だけじゃない！　ということに気づきます。足にも脂肪がつくので、靴のサイズは23.5㎝からMAX25.5㎝まで成長（笑）。なにせ体が重たいのでヒールは歩くのも不安定で、靴はぺったんこかショートブーツが定番でした。

当然、ふくらはぎも丸太のようにぶっといので、ほっそりしたおしゃれなロングブーツなんて夢のまた夢。そもそも、脚を出すことがイヤなので、パンツばっかりでスカートなんて数枚しか持ってなかったわ～(笑)。

それがダイエット半年で、たいていのロングブーツが履けるように！

靴フェチな私としてはとにかく嬉しくて、冬の新作ブーツを一気に５足も買い込んだのを覚えています。ダイエットが終わる頃には、かなり細身のクリスチャン・ルブタンのブーツまで履けて感動～～。女性にとっておしゃれができることってこんなにも嬉しいことなんだな、と実に10年ぶりくらいに思ったのでした。

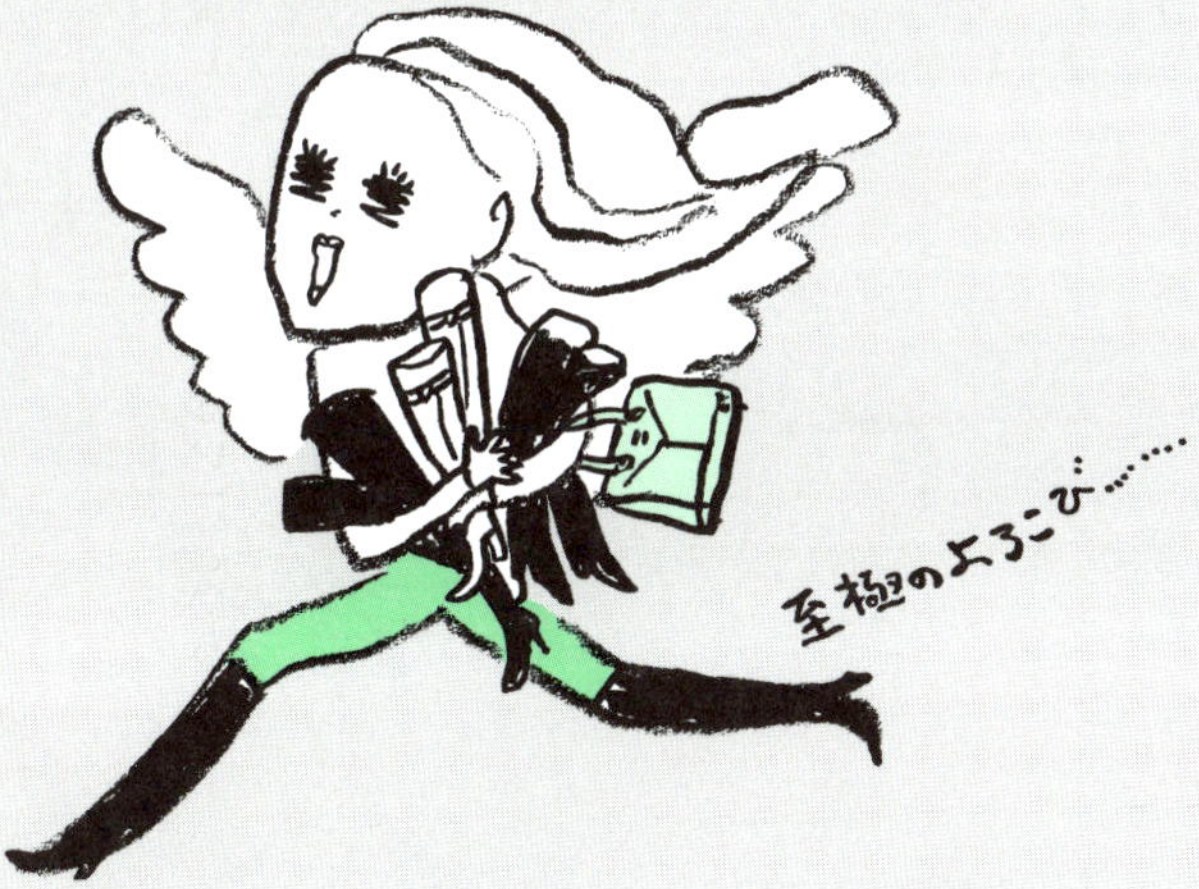

ダイエット前・ダイエット後で買い物の仕方が変わりました!

スーパーに１人くらいはいますよね、スタイル抜群の美女が（特に高級スーパーは）。ある日ふと気になり、美女のカゴをチラ見して同じようなものを買ってみたのです。

気づいたのは、〝カサ〟のあるものが多いこと。キャベツや白菜は半分じゃなくてまるごと１個。お肉も小間切れやひき肉というよりはもも肉や骨付き肉だったり。

そういえば、以前ある美女が「肉も野菜も塊で料理することが多い」といっていたのを思い出しました。肉の塊をオーブンで焼いたり、魚を一尾スープ風に煮ていたり。ブロッコリーなどは茹でて茎も葉も全部つぶしていろんな料理に入れる、と。栄養素がまるごと摂れるし、切り分けたりするひと手間があると食べすぎを防げるのかも？

そして、種類が少ないことも意外でした。野菜、肉、魚、卵、ヨーグルト、豆腐、みたいにシンプルで美しかったのが印象的で、お菓子や加工食品でカゴ２つに山盛りだった私とは段違い。美女の買い物は食材やメニューのヒントに役立ちますよ！

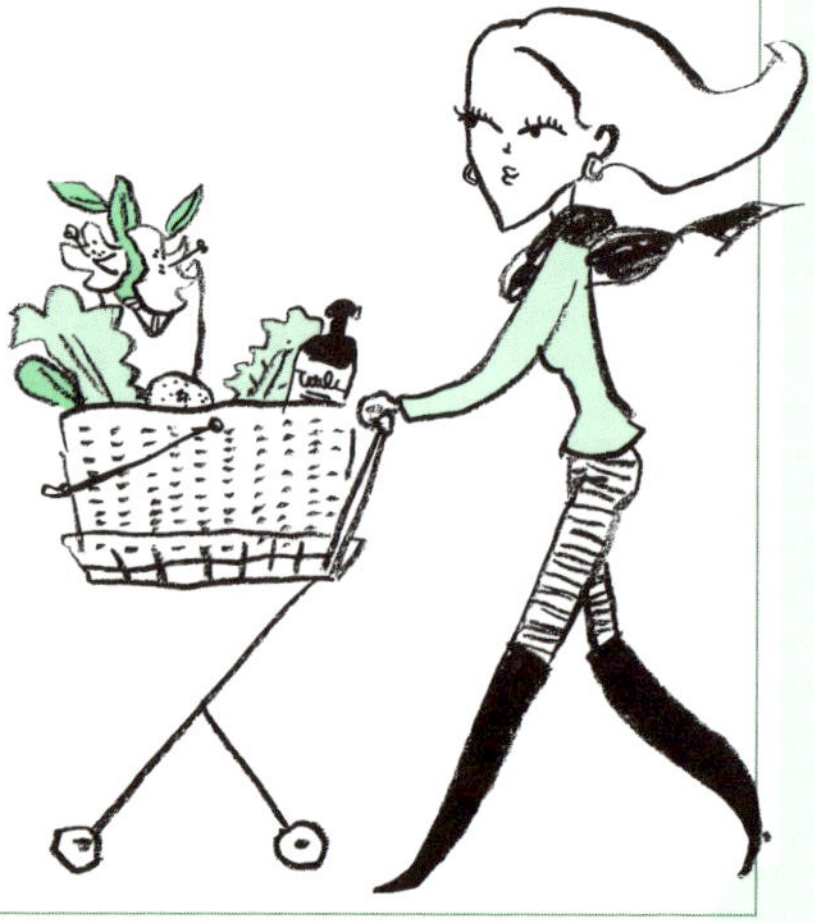

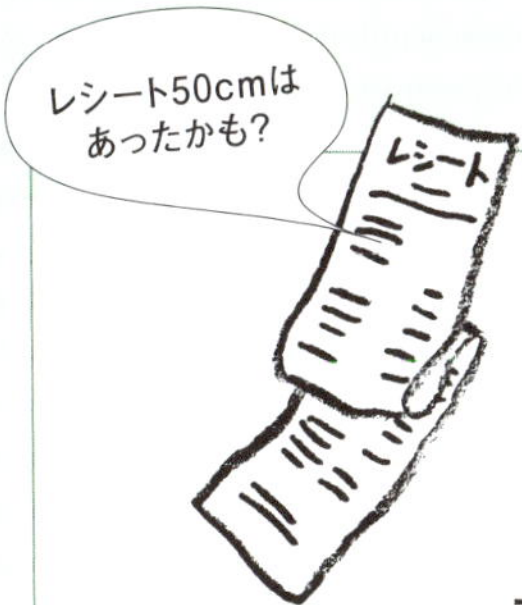

ダイエットの前
～買い物はこんなんでした～

カゴ山盛り2つは当たり前!
全体的に茶色い&生のものが少ない

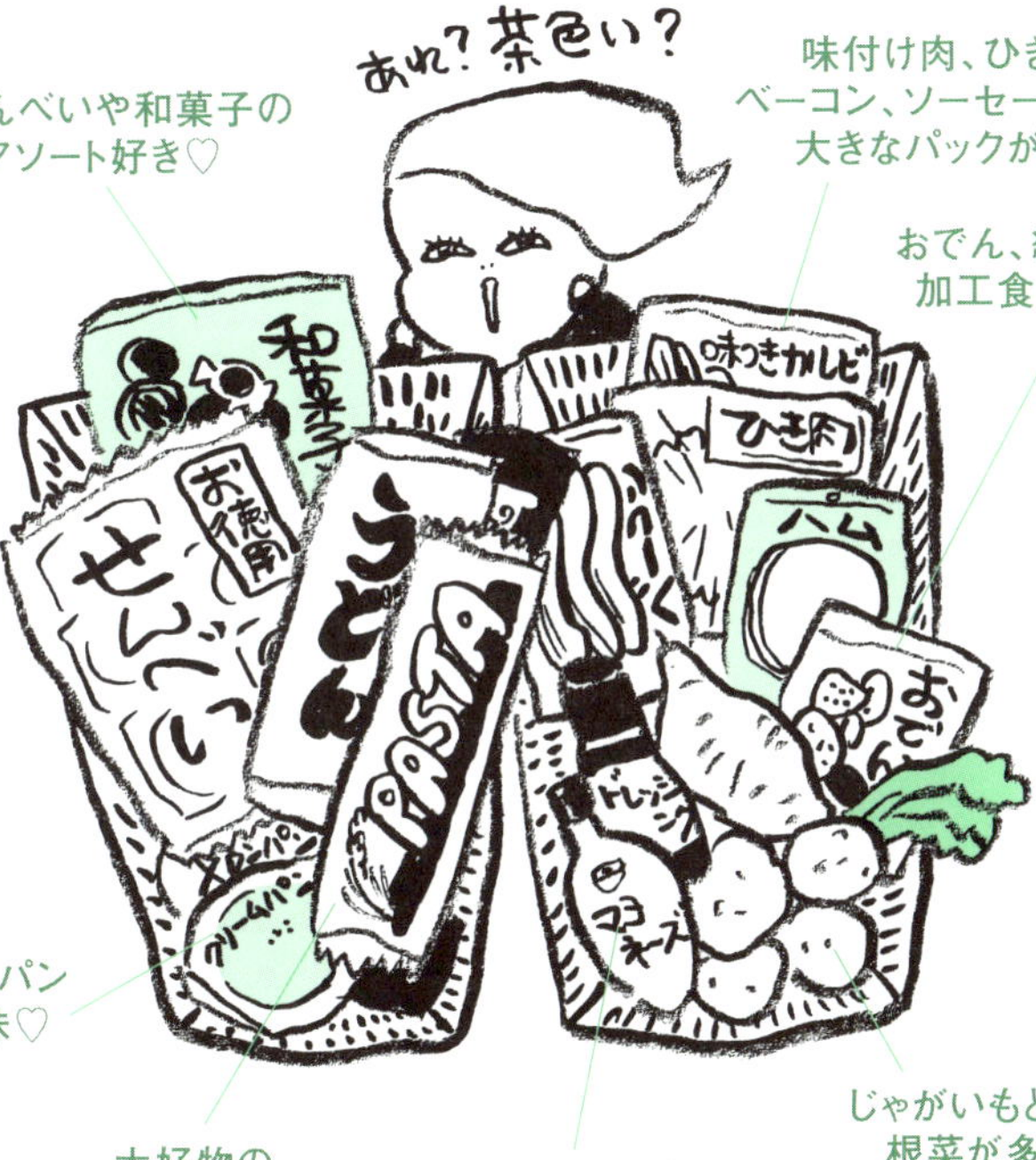

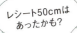

おせんべいや和菓子の
アソート好き♡

味付け肉、ひき肉、
ベーコン、ソーセージ大量。
大きなパックが基本

おでん、練り物など
加工食品も多い

菓子パン
三昧♡

大好物の
うどん、パスタ

マヨネーズ、
ドレッシングなど
加工調味料ばっかし

じゃがいもとかの
根菜が多く、
緑の野菜はショボショボ

スタイル美人のカゴがヒントに！西園寺式太らない買い物のコツ

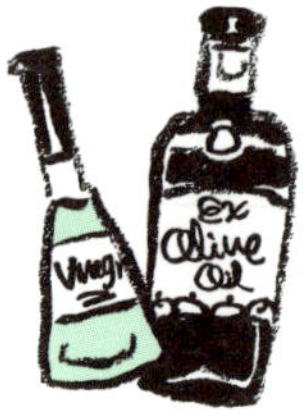

カゴの中身は緑5：赤3：黒1：茶白1

緑は野菜、赤は肉や魚、黒は海藻やきのこ類、茶白は炭水化物や加工食品のこと。この色の割合を目安にして買い物をすると、ビタミン、ミネラル、たんぱく質がちゃんと摂れて、なおかつ糖質の低い食事が組み立てやすいのです。見た目でぱっとわかるようにしておくと、栄養の偏りが防げますよ。

スーパーは3周してからレジへGO

余計なものを買わないための作戦。1周目は、〝今食べたいもの〟を全部カゴに入れる。で、2周目は食事のメニューを組み立て、余計なもの、足りないものをカゴから出し入れします。で、最後の3周目は「本当に食べたい？」「カロリー大丈夫？」って自分に聞きながら回ります。カゴに1回入れることで気分的に満足するのか、3周目になると「お菓子やっぱりいらないかも」と戻すことが多かったのです。メニューを決めて行っても、特売だったりすると手が出てしまうので、この方法はなかなか使えました。

ハーブや薬味を活用する

市販のたれやドレッシングを使わなくても味付けはハーブや薬味を使えば飽きずに食べられる、と発見。パセリやバジルはなんにでも合うし、オレガノはトマトと相性抜群。ローズマリーは肉や魚の香りづけに、フェンネルやクミンならちょっとエスニックテイストにも。和食の場合は大葉、みょうが、ねぎ、ごま、梅干し、こんぶなどが定番。肉や魚の下味にしたり、塩こんぶを魚のカルパッチョやサラダに入れたり。カロリーカットにかなり効果的です！

調味料だけはいいものを

たれやソース、ケチャップなどは油も砂糖もたっぷり入っていて、カロリーが高い。たとえばハンバーグにデミグラスソースをかけただけで＋100kcalなんてことも。そこで私は醤油におろし玉ねぎを混ぜたり、刻んだトマトにバルサミコ酢を入れたり、トリュフ塩をかけたりして工夫。なので、塩、醤油、みりん、お酢などの基本の調味料やダシはちょっと高くても美味しいものを。塵も積もればなんとやら。毎日のことなので、結構効きますよ！

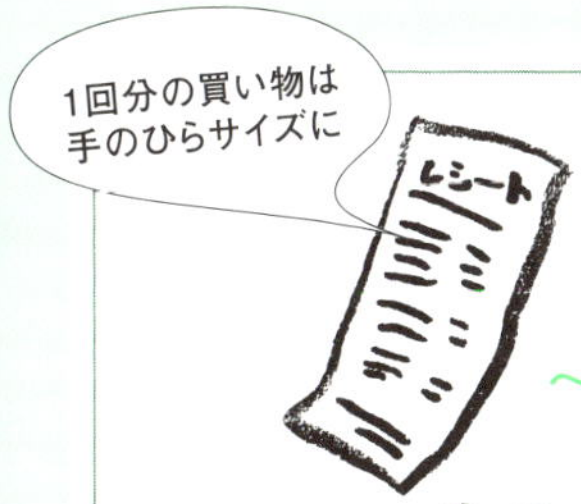
1回分の買い物は
手のひらサイズに
レシート

ダイエットの後

～現在の買い物はこんな感じ～

生のものが増えてカゴがシンプルに!

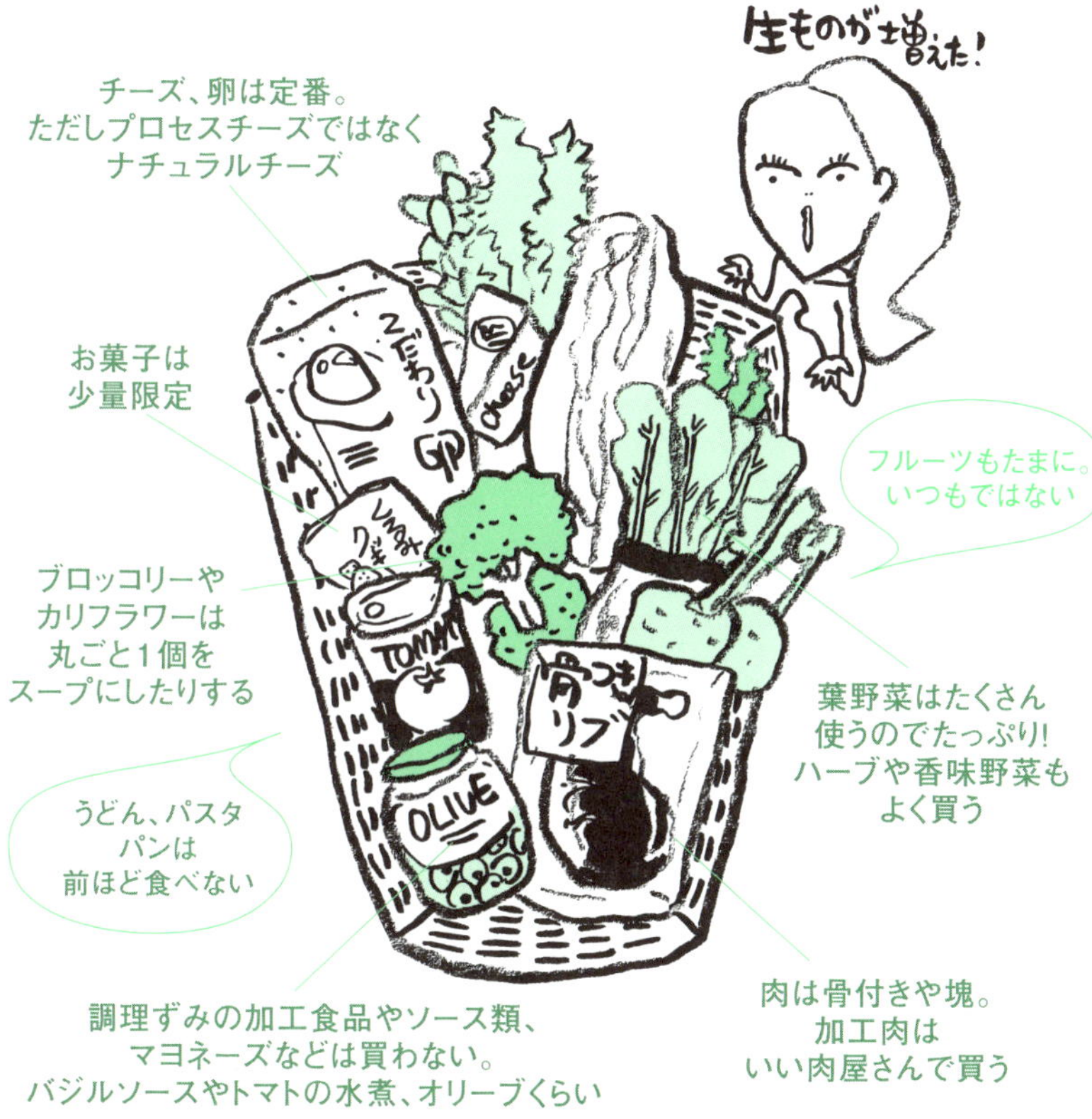
生ものが増えた!
チーズ、卵は定番。
ただしプロセスチーズではなく
ナチュラルチーズ
お菓子は
少量限定
ブロッコリーや
カリフラワーは
丸ごと1個を
スープにしたりする
うどん、パスタ
パンは
前ほど食べない
調理ずみの加工食品やソース類、
マヨネーズなどは買わない。
バジルソースやトマトの水煮、オリーブくらい
フルーツもたまに。
いつもではない
葉野菜はたくさん
使うのでたっぷり!
ハーブや香味野菜も
よく買う
肉は骨付きや塊。
加工肉は
いい肉屋さんで買う
こだわりGP
くるみ
CHEESE
TOMATO
OLIVE
骨つきリブ

おわりに

「すごい意志と集中力よね！」。ダイエットの後にそんなふうに褒めていただきましたが、意志や集中力なんて、花火のような一瞬の輝きで長くは持たない（笑）。

でも、今回ばかりは「大丈夫、絶対に痩せられる」という自分でもはじめて感じた妙な自信が最初からあって、それはやっぱり「ダイエットスイッチ」のおかげだったのでは？　という気がしてなりません。

お医者さんや専門家が私のしてきたダイエットを聞けば、「間違いだらけ」ということになるのかもしれませんよね。でも「医者の立場としては薦められないけど、摂取カロリーを抑えると痩せるってことの生き証人だよね」「個人的には自分も同じようにカロリーをメインにダイエットすると思う」といってくださる方もいて。やっぱりカロリー抜きには語れないのがダイエットです。

なんとなく気づいたのは、いつもダイエットしている人って、知識や情報がありすぎるんですよね。なぜ太っているのか、どうすれば痩せるのか理論は頭では理解しているし、栄養のことも健康のことも人一倍詳しかったりする。でも、実際に自分の生活に当てはめるとつまずくことばかりで、一歩も前に進めない。私自身、そんな感じでした。

「何を食べてもOK」というのはその一歩を踏み出すために、私ができそうだった唯一の方法。続けるうちに偏った食生活から抜け出せたことで、中性脂肪や悪玉コレステロールなどの数値もすこぶるよくなったので、結果オーライな気がしています。

といっても、スパルタ子ちゃんのようなスタイル美人には程遠い私（笑）。苦手な運動をどう克服するかが今後のテーマですが、少なくとも以前のような体型に戻ることはないだろう、と予感（期待？）しています。

最後に、この本を担当してくださった講談社の河野仁見さん、イラストレーターのいいあいさん、デザイナーのバーソウの内藤美歌子さん、そして、最後まで読んでくださった皆様に心からお礼と感謝を申し上げます。

西園寺リリカ

西園寺リリカ（さいおんじ・りりか）
フリーの編集者・ライターとして、女性誌、男性誌でビューティ、健康、
インタビューなどの記事を手がける。美容や医療の取材を通して得た知識や
理論をベースに、自らも実験台として、様々な食事法や健康法を実践。
45歳で35kgのダイエットに成功し、現在もリバウンドなし。
日本ダイエット健康協会のダイエット検定1級プロフェッショナルアドバイザー取得。
また、日下部知世子氏の元で学び、フランス式アロマテラピーに精通。著書に、
『喘息、肌トラブル、胃腸炎、更年期……すべてアロマで解決しました!』（講談社）。

イラスト……………いい あい
ブックデザイン……内藤美歌子（VERSO）

講談社の実用BOOK
45歳《さい》、10ヵ月《げつ》で35kg《キロ》ヤセた私《わたし》の成功法則《せいこうほうそく》

2016年1月19日 第1刷発行
2016年2月15日 第2刷発行

著　者　西園寺《さいおんじ》リリカ

発行者　鈴木 哲
発行所　株式会社 講談社
〒112-8001 東京都文京区音羽2-12-21
電話（編集）03-5395-3527
（販売）03-5395-3606
（業務）03-5395-3615
印刷所　慶昌堂印刷株式会社
製本所　株式会社国宝社

ISBN978-4-06-299839-0